JN061349

ホモ・クーランスの本

臨床哲学への歩み

西川勝

Haza

正誤表

『臨床哲学への歩み』初版第一刷の内容に誤りがありました。
読者の皆様に心よりお詫びするとともに、以下の通り訂正いたします。

●カバーそでの著者紹介

【誤】 1975年、大阪生まれ

【正】 1957年、大阪生まれ

ハザ（Haza）

プロローグ――曖昧

曖昧とは何か。古い辞書である『言海』(大槻文彦、ちくま学芸文庫)で調べてみる。

あいまい(名)〔曖昧〕(一)薄暗キコト。分明ナラヌコト。(二)事ノハキトセヌコト。定マレル目當ナキコト。

ついでに、ぼくの持っている最大の辞書、『精選版 日本国語大辞典』(小学館)で調べてみると、「曖」も「昧」も暗いという意味の漢字であった。『言海』では言及されていない意味では、「うしろ暗いこと。いかがわしこと。怪しげな、疑わしいさま」が載っていた。曖昧女、曖昧茶屋、曖昧屋、曖昧宿などが、いかがわしい意味に用いられている。

と、ここまで辞書をひっくり返してみたが、それで?という気になる。そもそも「曖昧」ということばは、明確な定義を拒むのではないだろうか。曖昧の精神を忘れた語釈に、せせら笑っている曖昧の姿が隠れ見える気がする。

この「気がする」というのも、ずいぶん曖昧な言い方であるが、こうとしか言えない気分というものを人は簡単には脱ぎ捨てることができない。なんでもかんでも、はっきりと言い切ってしまうと、含みのない単純な、面白味のない粗雑な表現になってしまう。

誰でも簡単に使えるレトリックとして、「何々のような」という表現がある。試しに、「仏のような人」は仏ではない、「鬼のような人」も鬼ではない。どちらも人であるのだが、人とだけ言ったのでは伝わらないことを伝えようとしている。「人」と言ったところで、どんな人なのかは、まったく不分明なのだ。これらの表現がわからないと「鬼手仏心」などというのは、たんなる怪物になってしまう。

人が人として生きるうえで欠かすことのできない「ことば」の正体は曖昧なものなのだ。世界に満ちあふれている個別具体的なあれこれの物や現象は、決して一様ではなくひとつの言葉で言い切れるようにはできていない。切れ目のない変化と流動が世界のありさまで、だからこそ、人は「ことば」を発明したとも言える。何かを考えるためには、比較考量するための区切りが必要になる。それを可能にするのがことばによる世界の分節化であり、一挙に感受したはずの世界の豊かな複雑さを犠牲にしてしまうことは避けられない。

これに抵抗するのが、曖昧の精神である。目の前にある美しい蝶の標本、その固定された蝶にいのちの息を吹き込み、ふわりふわりと舞い飛ぶ美しさを取り戻すとき、あなたは美を静観する者から、美に揺り動かされる者になる。「ある」と考えられるものと、そうとは考えられない「ない」ものとを溶け合わせて、根っこにある感動に立ち戻る。アートが感動に揺り動かされて生まれ、その感動に巻き込まれていく人々の営みであるとすれば、曖昧の精神こそアートの基幹にあるはずだ。

人はわからないことに長く耐えられない。だから、わかることに頼ってしまう。が、わかってしまうことは退屈であり、その欺瞞に我慢できない人が現れる。そして、既存の理解の枠組みを破壊して混沌のなかから、ふたたび探求を開始する。秩序の隙間に入りこみ、そこに迷路を見つけて遊びだすのがアートのいかがわしさであり、わかりにくさであり、生きる曖昧さを輝かせる力になる。

もくじ

年齢や肩書きなどは執筆当時のものを記している。
写真提供　グレイスヴィルまいづる

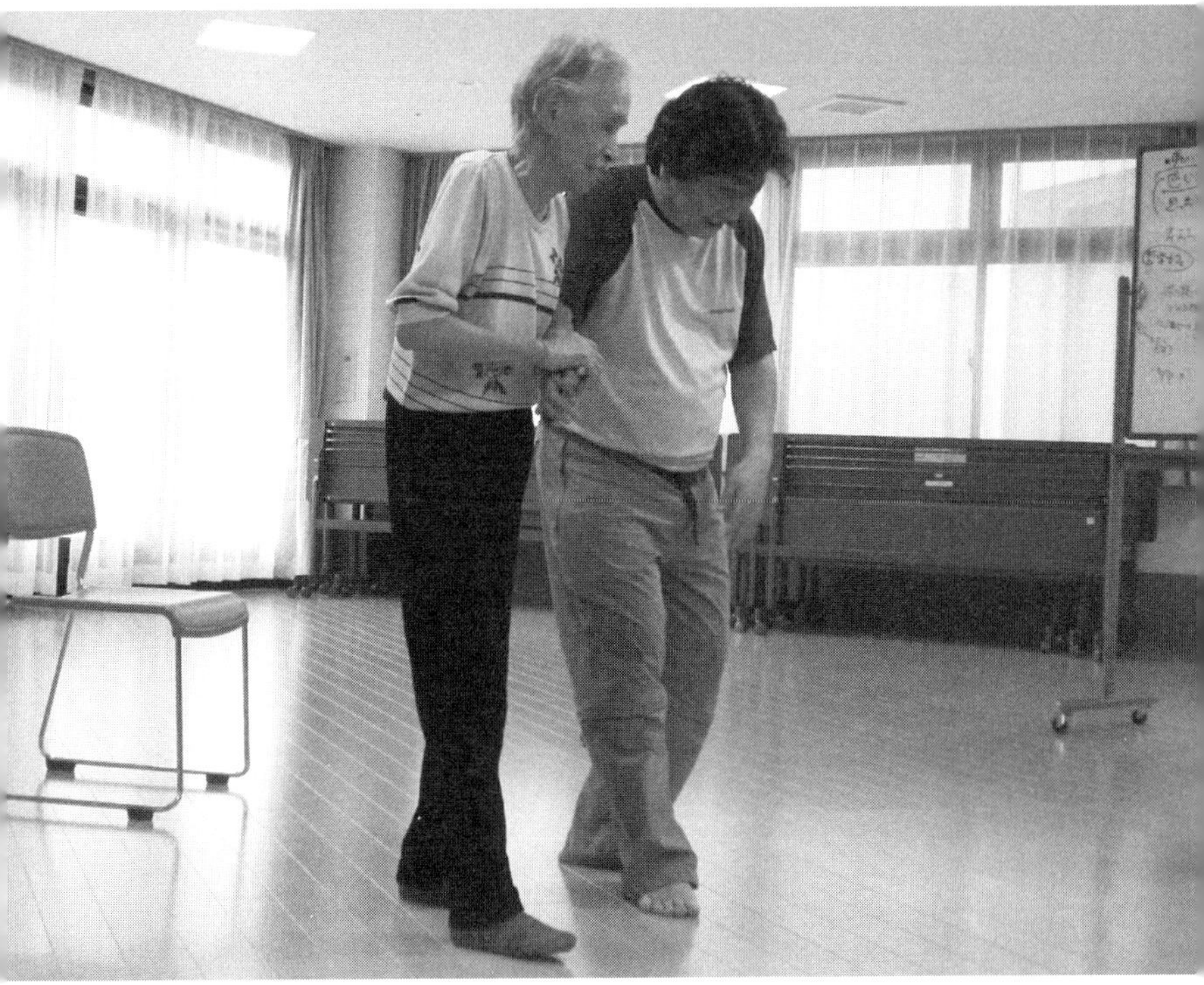

1

臨床哲学への歩み

わけもわからず、大阪大学の臨床哲学教室にもぐり始めたのが四〇歳の頃、もう四半世紀前のことになる。職場を血液透析から老人介護の場へと移し、学問研究とは縁のなかった身のまま、大学院の授業に紛れ込んだ。なにもかもが目新しかった。自分を取り巻く環境の変化に興奮していたのだ。思い返すと第二の青春を生きていたともいえる。代わり映えのしない看護記録しか書かなかった自分が、臨床哲学の院生達と話し合うために、なんとか伝わる言葉を自分の中に見つけようと必死だった気がする。いきおい、力の入りすぎた言葉遣いになっていたものだ。今、読み返すと恥ずかしい気がする。といっても、未だにその癖は抜けてはいない。ただ、正直なところは若書きの故だろう。あのとき書かなければ、こうして再び会うことのなかった自分がいる。

「感情労働」って言うな！――臨床哲学の立場から

ぼくが看護や介護の仕事を「感情労働」という切り口で考え始めたのは、感情社会学の開拓者であるＡ・Ｒ・ホックシールドの『管理される心』(石川准・室伏亜希訳、世界思想社)を読んでからである。肉体労働、頭脳労働に次ぐ新しい労働観としての感情労働は、とても刺激的な提案であった。その頃のぼくは介護老人保健施設で、認知症高齢者を世話する療養棟の看護主任として働いていた。多くの同僚は資格を取ったばかりの若い介護福祉士たちだった。その内の一人から「この仕事をしていても、喜びが感じられず、自分自身がわからなくなってしまった……もう限界だと思う……」と、離職を相談されたことがある。彼女は保育士としての数年間の経験があり、新しく介護福祉士の資格を取得してから、高齢者介護への転身を図って一年ほど経った頃のことである。

「やりがいのある仕事として、高齢者介護の道を選んできたつもりで、日々の仕事をがんばってやってきたんです。食事介助や入浴介助、排泄介助は保育の仕事でも同じようにあるし、相手が子どもか老人かという違いはあっても、自分にとっては嫌ではありません。ただ、子ども相手の時には、忙しくて大変なときでも、喜びがあって自然に笑顔でいられたのに、今はだめなんです。お年寄りに気を遣わせてはいけないと思って、やさしい笑顔で仕事をするんですが、どうしても悲しいようなやりきれない気持ちに襲われてしまいます。認知症で苦しんでいるお年寄りに、本心からやさしく接したいと思うのに、業務の忙しさからなのか、別の理由かもしれないけど、なぜか冷えた気持ちになってしまう。そして、作り笑顔の自分に気づいたとき、どうしようもない無力感がわいてくるんです。こんなはずじゃなかったのに……」

何度か彼女の相談を受けていくうちに、ぼくは「感情労働」の話をはじめた。彼女の悩みの原因について、感情労働という視点から考え直してみることで、離職以外の展開があるのではないかと考えたからである。二〇〇一年に、ある研究会で「ケアの幸福を求めて」という共同発表を彼女と対話形式で行った。介護における感情労働の辛さに触れた内容だった。感情労働の負の側面に関する問題解決を提示できたわけではないが、問題性の認識と自覚化が、それに拮抗する新しい立場を得るきっかけにはなると考えていた。

発表の後、聴衆からいろんな感想をもらった。自分たちの仕事のしんどさは、賃金のために感情を売り払うことにあったんだと納得した人もいた。「感情労働」ということばで自分たちが懸命にやっていることをひとまとめにされては不愉快だと怒る人。水商売の方が感情労働では専門職ね、と自嘲する人。感情を商品にするなんて許せないという人。労働だと思えばクールになれそうと安心する人。どれも臨床現場の実感だが、いろんな人がそれぞれ感情的に「感情労働」ということばに反応するのが気になった。

結局、感情労働に関する議論では、彼女を職場に引き留めることはできなかった。介護を感情労働として知的に理解することでは、彼女の苦しい心は変わらなかった。

この苦い経験が、「感情労働って言うな！」という文章を、ぼくが書く動機になっている。


「介護は感情労働だ」と言われることを、介護者がどう受け止めるか？

感情労働論の学術的な議論から離れて、介護の現場で「介護は感情労働だ」と言われたときに、介護者はどのようにそのことばを受けとめているのかを考えてみたい。その理由は、この「感情労働って言うな！」という考察は、介護現場を「感情労働」として対象的に語る学問の立場ではなく、そう呼び指されている介護現場の立場に軸足を置きたいからである。

最初に取り上げるのは、ぼくが相談を受けた介護職員の場合である。彼女は「仕事に喜びが感じられない」ということを、自分の限界として問題にしていた。人の助けを必要とする人たち、例えば子どもや老人たちのために、役に立つことや喜ばれることをしたいという希望を持っていたにもかかわらず、現実の仕事の中では思うようにできない自分がいる。できないだけではなく、ケアの喜びを分かち合うはずの自分が、どうにも苦しい気持ちにいたたまれなくなっている。自分の希望を実現するだけの適性が自分にはなかったのではないか。自分の限界が見えてしまった。悪いのは自分だから、もうこの職場を去るしかない、という気持ちである。

彼女は仕事の辛さの原因を、自分の能力不足以外に求めようとしなかった。仕事の辛さを、認知症高齢者の扱いにくさなどの問題に起因させることは、認知症高齢者をさげすみ、厄介者扱いすることに繋がる。これは、彼女にとっては一番したくないタイプの言い訳になると考えていたからである。ぼくは、彼女に夜勤回数を減らすことを含めて色々な労働条件の変更を提案してみたが、「それは問題ではないのです」と、にべもなかった。彼女が青春時代から追い求めていた理想のケアにおいては、ふつうならば迷惑がられ、見捨てられるような人のために自分を役立てたいという気持ちが何より大切なのだから、自分のケアに対する不全感の責任を、自分がケアする相手に負わせるわけにはいかなかったのだ。どれほど辛い仕事であっても、笑顔でやさしく相手をケアすることが、彼女にとっての仕事のやりがいなのであった。

こう考えている彼女に、やさしい感情を商品として、自らの賃金と引き替えにしているという「感情労働論」は、自分の理想をこき下ろす冷たい理論にしか映らなかった。ただし、介護を感情労働と捉えることで、介護の目的が体の世話だけではなく、相手の感情を好ましい状態にすることにあるという点には、同意ができた。さらに、介護を受ける相手の中に喜びや安らぎを与えるために、介護者が感情を使用するという点では、感情労働が介護労働の特殊性や専門性を明らかにするものだとして、自分の仕事が正当に評価されている頼もしい理論だとも考えた。表層演技や深層演技という概念が、感情労働のスキルとして示していることがらも、同僚の話や自分の経験を振り返ってみると納得がいく。しかし、やはり自分には、「自然な感情」が壊れてしまったことの情けなさだけが身にしみてくる。自分ではよくわからなかった自分の辛さや疲れの原因を、感情労働という考えは、うまく説明してくれている。

でも、一般論では、道は開けなかった。「希望を失ったのは、この私なのです」「私が嫌なのは、私の作り笑顔なんです」と、彼女は目を伏せた。

感情はどこにあるのか?

感情労働論が、賃労働における感情の自己疎外を論ずる場合、彼女の切迫した悩みは正確に指摘されている。しかし、感情の自己疎外という問題設定が前提している「ほんとうの感情は自己のものである」という考えは、検討を要するだろう。人が暮らしの中で様々な感情を表現する場合には、その人の役割が何であるのか、どういう状況の流れのなかで、どんな人に向けて感情を表すのかによって事態は異なってくる。社会の文化や制度を抜きにしては、人の感情を理解することは難しい。このことは感情の社会性として、もちろん社会学で議論されている。しかし、感情の労働疎外論においては、ほんとうの感情は自己、つまり社会ではなく個人の中にあるとしているのではないだろうか。

人は社会の中で様々な人との関係の網の目に編み込まれている。作り笑顔は、感情労働を抜きにしても社会的に要請される場面は数多くあるはずだ。人との関係を顧慮することなく、自分の感情だけを自然にありのままに表出していれば、社会の中で生きていくことは難しい。大人になることは、社会のルールに適応させて、自分の感情をコントロールする能力を身につけることだと理解されている。これに輪をかけて、感情労働で生き延びるためには、労働者は個人の感情操作能力を高める必要がある。バーンアウトを回避するストレスマネジメント、自分らしさを失わずに社会に適応するアサーションの技術、感情知性の育成、接偶の身体技法の習得などなど。感情労働者の感情コントロールスキルを向上させるために、心理学の方法を用いて教育・訓練しようとする流れがある。これは職場の集団を対象にしている場合でも、最終的には個々の労働者が評価され、選別されることになる。

もちろん、感情の問題を個人の内部に押し込めることなく、具体的な関係性の次元で考察している学問もあるだろうが、介護現場に届く感情労働論は、イメージとして「ほんとうの自分をすり減らす感情労働」であったり、「商品価値のある感情労働の能力育成」であったりする。

このイメージとして介護現場に届けられる感情労働論では、最初にあげた介護職員の悩みを「ケアの幸福」につなぐ道はない。そう考えたのは、次のようなエピソードを耳にしてからだった。

これはあるナースの話である。致死的な難病の子どもを担当していたナースが、急変の事態に出逢ったときのことである。「早く、ドクターを呼んで！」と叫ぶ母親の側で、緊急時に最低限必要な処置と観察を行いドクターに連絡を取ったが、ドクターが到着したときには、子どもはすでに息をひきとっていた。母親はナースを見るなり「この人殺し！」と詰め寄った。ナースは自分が、母親の言うとおりすぐにドクターを呼びに行かなかったことを考えて、黙っていた。ナースとしては当然の義務と責任を果たしているのだから、自分に落ち度はないと思いながらも、母親が攻めることばに言い返すことはしなかった。ただ悲しかったが、それも表情には出さなかった。そんなエピソードである。後日、このナースは「自分はナースだから黙っていた」と言う。詳しく言えば、サービス業で顧客の満足を高めるために、または顧客の不満を昂じさせないために、労働者が自分の感情を操作して顧客の感情に影響を与えようとするのは、自分の感情を手段にしている。このナースの場合は、手段として自分の感情をコントロールしたのではない。愛する子を失った母親の、行き場のない悲しさと怒り、それに引き続くひどい混乱を、その場にいた自分が受け止めることを看護として引き受けたのであり、沈黙は看護の手段ではなく、看護そのものだった。

　ぼくは、このエピソードにおけるナースの行為を正しいと称揚するつもりはない。その場面に直面していない自分にはわからないとしか、言いようがないからだ。

　ただ、このエピソードから考えられることは、介護や看護などの人をケアする仕事における感情は、感情のキャッチボールでコントロールできるものではないということである。子を亡くした母親とナースの間に、分かつことのできないかたちで生じる感情、それはどちらの内部にも収束できない。だからこそ、看護になり得る可能性がひらかれる。感情の表出と受容といった二分法、自然な感情と抑制された感情という区別も、この緊密な場面に切れ目を入れることはできない。渦巻く感情と身体の震えが、その場を満たしている。ここでは、母親もナースも切り離せない一瞬を生きている。

このエピソードを感情労働の一例として考えるとしても、ケアの視点では、感情コントロールをナースの内部だけで考えることはできない。ケアは個別の相互性以上の領域にまで、足を踏み入れることがあるからだ。渦巻く感情は、巻き込まれるものと、引き込むものとの区別がなしがたい。そこには渦巻く感情がある、としか言えないのかもしれない。前にあげたエピソードも、後で語られたことばである限り、理屈や取り繕いの物語が混入しているはずで、意識化され言語化される以前の「渦巻く感情」を、過剰か過少に変形しているだろう。しかし、感情の記述を簡単に諦めては、見ているものも見えなくなってしまう。

次にケアの現場を言語化する試みについて、実施したことに若干の考察を加えることにする。

ケアの現場を言語化する試み

ケアの現場で渦巻く感情を言語化できないだろうか。こんなことを考えた途端に、見通しのきかない難問が次々に現れてきた。いったい、どのようなケアの現場を、どのように切り取って、誰が誰のどのような感情をことばにするのか。何のためにするのか。どのようにことばにするのか。どれくらいの可能性があるのだろうか。失敗するときには、何が起こるのだろうか。いくらでも出てくる疑問にたいした準備もできないまま、「感情労働の試行プログラム」と名付けられたグループディスカッションの実施に、たんぽぽの家の福祉ホーム「コットンハウス」のケアワーカーの皆さんが協力してくださることになった。二〇〇八年一一月二〇日と一二月八日の二回にわたって、西川がファシリテーターとなって、ケア現場の言語化を、特に感情に注目して行った。その実施内容を詳しくここで紹介する余裕はないが、ごく簡単に言うと、ケアの一場面をビデオ撮影して、その映像を見ながら、そこに登場していたケアワーカーが、そのとき何を感じていたのか、何を考えていたのかを、ゆっくりと話していこうというものであった。映像は一分未満のごく短時間に限って何度も繰り返し見ては話し合った。

第一回目には、感情労働という考え方について紹介し、ケアの現場に生まれては消えていく感情を、ケアワーカー自身のことばで表現する試みであることを説明した。ビデオ映像を使用することについては、ほんとうは見えないはずの自分の姿が見えていることの不自然さや、あくまでもビデオカメラの視点からの映像で自分の実際の経験とは異なることなど、様々な制限があることを承知した上で、できる限りそのときの自分が感じたことを思い出すきっかけにして欲しいと説明した。また、この試行プログラムの目的はケアの評価ではないので、批判や反省は不要であること、ことばにするのが苦しいときは無理をしないこと、などを共通の約束とした。

普通にはことばにすることもなく、過ぎ去っていく小さな場面を一緒に働く仲間の前でことばにすることに困難や抵抗を感じる人もあったが、同僚が自分の想像を超えた感情の経験を語る姿に刺激を受ける人もいた。

第二回目は、夕食（介助を含む）の場面を繰り返し見て、話し合った。取り立てて変わったことが起きた訳でもなく、映像にしなければ忘れ去られてしまうような日常のケアの場面である。わずか一分間ぐらいの映像を繰り返し見ていくうちに、その場で感じていたことが、少しずつことばにされていく。感情といえるほど私的な世界に限局されていない、世界に自分が繋がる感覚のことばとして語られ始める。食事介助しながら自分の空腹を我慢していたこと、自分の弁当を食べようと思ったら、風邪を引いていた自分の口にマスクがあったこと、テーブルとは離れた所にいる別の職員の動きに注意を払っていたこと、介助をしている人以外の動きが目に入ってくること、ことばではっきりと言い表せるほど明確な感情を意識していたわけではないが、相手の動きに思わず自分が引き込まれるように動きを変えていたことなどが、言いかけては訂正しながら、次々とことばにされていく。それを聞く同僚も、自分が夕食介助している場面を思い出しながら、話している人の感情に同意したり、意外なことばに驚いたり感心したり、退屈さを感じさせないディスカッションが続いた。一見、何の変哲もない一分間ほどのケア場面に埋もれている自分たちの感覚や感情をことばにすることは大変な作業だった。ことばよりもからだが動くケアの現場では、感覚と感情、そして思考や意図の間に明確な区別をつけることは難しい。「日頃のケアの場をVTRで見、なぜだかとっても疲れました。それはもう、疲れました」という感想もあった。

実際にケアしているときには感じていない疲労感が生じるほど、ケアの言語化は困難な作業になる。ことばにすることで実感が裏切られ続けるということもあるだろう。ことばにできなくても、からだは動いている。わけがわからないわけではない。ことばにする知恵以上に、からだの知恵がケアの現場に息づいていることに気づくと、感情労働論の荒っぽいことばによる言語化が、現実とはかけ離れたものとして宙に浮く。個人が自分の才覚で操作できるほどケアの現場に渦巻く感情はやわではない。自分がしていると思っていたケアが、相手のちょっとした仕草に引きずり出されたことであったり、だれかの視線のひとつが、自分にまとわりついて動きを封じ込めたりする。しっかりと、自分のケアをことばにしようとすればするほど、自分のことばを越えていく現実にぶつかる。そのことを面白いと思えるか、しんどいと思うかは、何が決めているのだろう。

ケアの現場を離れたところから対象的に語ることばは、渦巻く感情を一枚の絵柄に貶めてしまう。その絵柄の中で身動きできない自分のケアを見せつけられるとき、ケアは固定した評価軸で計られる対象となって、生気を失うのではないだろうか。

ケアの現場と対話することを抜きにして、断りなしに、感情労働って言うな！

これは拒否ではなく、新たな対話を要請する希望の声である。

医療に哲学は必要か？

「わからないこと」を考える哲学

みなさん、こんにちは。西川です。

いつものことですが、このように人前で話をする前はすごく緊張してしまいます。今ご紹介がありましたが、大阪大学のコミュニケーションデザイン・センターで、特任教員をしています。「教員なのだから、学生の前で話をするのは当たり前でしょ？」と思われるかもしれませんが、二年半前に教員になって以来、「好きなようにしろ」と言われているのでほとんど授業を受け持っていません。授業をする場合も大体は学生さんに話をしてもらうので、ぼくがしゃべるのは冒頭の一〇分か二〇分ぐらいなのです。どうも、みなさんの目を見ながら話をすることには慣れませんね。

ぼくは二〇歳過ぎぐらいから精神病院の看護助手になって、三三歳で看護師免許を取りました。一三年ぐらいかけて准看護師、看護師の免許を取ったかなりのろまなナースです。その間ずっと看護の仕事をしながら、患者さんとはいろいろな話をしました。

看護師の場合、患者さんのところに行っていきなり何かを話し始めることはありません。まずその人のそばにいられるかどうか、「あっち行ってくれ！」という目で見られることもあります。そばにいることがなんとなく馴染んでくるような、そういう時間を共に持つうちに自分の体が「聴く体」になってきて、患者さんから何かひと言、ふた言声をかけられ、それで初めて自分の中に言葉が生まれてきます。そうやって、ぽつりぽつりと相手の語る話を聴いたり、こちらが話したりということを続けてきました。

患者さんと本当に長い話をすることはめったにありません。長い話をしたこともありましたが、二十数年間のうちで数回のことで、どれも忘れられない内容です。

実はぼくのいるコミュニケーションデザイン・センターに小林傳司さんという「科学技術に関するコミュニケーションデザイン」について考えている研究者がいます。

一般市民にとって難しい科学技術について専門家がいろいろなことを語っています。原子力発電にしても遺伝子組み換えにしても、「安全だ！」「いやいや、安全じゃない！」と同じ専門家と言われる人が全然違うことを言っている。それによって実際に影響を受けるのは一般の市民です。そこで「どうしたらいいのかわからない」という問題について、専門家の中で白黒つけるのではなくて、「科学技術を生活の中で受け入れる市民と、専門家が一緒に話し合いをするべきだ」という主旨のもとでコンセンサス会議を日本で初めて開催した小林さんが、現在コミュニケーションデザイン・センターの副センター長を務めています。医療に関する科学技術の問題だけではなく、医療現場におけるさまざまなコミュニケーション上のギャップの問題についても研究されています。

そこで小林さんに、まずＭＡＲＳ（特定非営利活動法人ネットワーク医療と人権）から講演の依頼があったのですが、残念ながらこの日は都合が悪いということでお断りになりました。その時に、「西川というのがうちのセンターにいて長いこと看護師をしていたので、代役でいかがですか？」と勧めてくれたみたいです。

確かにぼくは看護師で二十数年間ご飯を食べてきたわけですから、「医療」との縁は深いです。そして「哲学」も多少勉強していました。ぼくは看護師になる前に、関西大学の二部の哲学科に八年間、通いました。卒業する気がなかったので、体育の実技などの単位を取らなかったために卒業できず、七年半授業料を払ったものの最後の半年分を払わなくて除籍になったような人間です。しかしそれからも哲学とはいろいろな縁があって、臨床哲学を学び直すために、大学院修士課程に社会人になってから入ったりしました。

講演のタイトルは「医療に哲学は必要か?」だったと思います。ものすごく大きなタイトルで、「どうしようかな……」と考え込みましたが、結局、自分の頭の中ではまとまりがつきません。先ほども言いましたが、ぼくは看護師になる前に、哲学に興味を持っていました。ありきたりの話ですが、高校生の時に「自分は何のために生きているんだ」みたいなことを考え始めたのがきっかけです。

ちょうどその頃、学生運動の残り火が少し残っていて、ぼくの入った高校の学園祭で「ベトナム革命とは……(「ベトナム戦争」と言いませんでした)」というようなことが議論されていました。その話を聞いているうちに、「自分の今まで考えていたことと全然違うことを考えている人がいる。世界にはさまざまな人間の不幸があるけれども、それは社会の仕組みに問題があるんだ」と、「ただ知るだけではダメなんだ、ものを考えるというのは、世の中を変えるためにすることなんだ」と、そういうことに魅了されました。自分が「正しい」と思える何かをやっと見つけて、学生運動を一生懸命やりました。あっと言う間に挫折してしまいましたけど。

「何のために生きるのか」と考えるのは人間だけです。ただ生きていて、幸せに暮らしていれば考えることもないのですが、「自分は何のために生まれてきたのか、何のために生きているんだ」と、そういう青臭い問いがついつい頭をもたげてくることがあります。そのとき、いわゆる思想や主義主張というものに飛びついて、元気よく議論や運動をするのもいいのですが、ぼくの場合は無理でした。

正しいと思うことをやり通せなかった自分。「もう悩まないでおこう」と思ってもつい「何のために生きているんだ」と考えてしまう。もう一度勉強していい大学に入って、さまざまな知識を身につけて立派な人間になるという方向もありましたが、それでは社会の仕組みを変えずにそのまま勝ち組のほうに進むだけでは、という意識もありました。一旦「ノー」を突きつけた人間がその道に戻るわけにはいかないと考え直すと、訳がわからなくなってきました。

こうしたときに一番、魅力的に見えたのが哲学です。みなさんは哲学にどのようなイメージをお持ちでしょうか？「よくわからんな」という感じでしょうか？本当にわかりません。答えがあるわけではないのです。数千年の歴史がある学問でも、哲学と言えば、「これだ！」ということはありません。

哲学を学べば、あらゆることに自信が持てるか、というと持てないです。いつまでたってもわからない。しかし「わからないこと」を、わからないままにでも「逃げない」ということ、「わからないこと」をいつまでも考えることに価値を置くのが哲学なのですね。

ぼくたちは何のために生まれて、何のために生き、何のために死ぬのか、よくわからない。しかし、わかることはいっぱいあります。一生懸命、数学の勉強をすれば、数学のテストの点数はよくなります。英語だってそうです。わかることは、一生懸命勉強すればわかるようになります。そしてそれが評価されます。

最近、大阪大学の学生によく言うのですが、そこには要するに受験戦争で勝ち残ってきた人がやってきます。ということは、ある一定の時間内にわかる問題をすべて解く人たちです。わからない問題が一問あったら、それをその時間中考える、なんてヘマをしません。だから、答案にはわかることをわかるように書いているだけなのです。わからない問題に出会ったときに、それを脇に置いておいてわかるところから始める。世の中でトップになっている人たち、指導者となっている人たち、専門家と言われる人たちはみんなそうです。わかることを積み重ねてきてその多さで勝ってきた人たちです。けれども、本当にそれでいいのでしょうか。

ぼくの授業はわからないことで有名なのですが、わかることをわざわざ考えたくないし、「わからないこと」にこそ魅力を感じ、一緒に考えていきたいのです。「わからない」ということの意味を一体どれだけ考えられるのか、それがぼくにとって非常に大事なことで、すっきりした思想や主義主張で自分の生き方を根拠付けられないと思ったとき、何が一番よかったかというと、わからないことでも脇に置かない哲学の粘り腰でした。自分の中にあるわからなさを、哲学を勉強する場で、はっきり答えは出ないけれども考え続けることに意味があると思っていました。

哲学と縁を切り、看護師の道へ

「二部の哲学科の学生だった」と聞けばわかると思いますが、当時は随分貧乏をしていて、つまらないアルバイトばかりしていました。

母親もちょっと変わった人でした。戦時中に中国に渡り、「陸軍の従軍看護婦になりたい!」と言って、南京のホテルで電話交換手をやっていたのですが、そこにやってくる軍医に無理を言って陸軍に入り、衛生兵と一緒に訓練をして国家試験を受けるためだけに日本に帰って看護婦になりました。看護学校は出ていませんし、そういう無茶なやり方で仕事をしていたので、戦争が終わってからはなかなか普通の大きな病院に勤められずに、金持ちの結核患者の付き添い看護婦をやったり、ぼくが大学に入る頃には精神病院に勤めていました。

その母親から「いつまでもフラフラしていないで健康保険のもらえる仕事に就きなさい」と、朝あわてて仕事に行こうとしていたときにそんなことを言われたので、「わかった、わかった」と答えると面接の日を決められて、精神病院で白衣を着るはめになりました。

当時の精神病院は、ひどいと言えばひどいもので、有資格者の看護師は非常に少なかったです。ぼくみたいな、ついこの間までスナックや喫茶店でアルバイトをやっていたようなヤツがいきなり白衣を着て鍵を持って、病棟では「看護人さん」「先生」と言われる立場になってしまう。食べるために入った医療の現場ですが、そこでの患者さんたちとの出会いは、ぼくにとってはすごくショックでした。

その時、ぼくはまだ二〇歳でした。高校に入ってすぐに社会の正義とは何かを考えて、お金を持たずに東京へデモに行って帰りに腹が減ってふらつくような思いをしながら学生運動をやっていても、結局は最後まで続けられずにやめてしまい、「情けないことや」と思いながら、わけのわからない哲学書とかを読んだりしていました。自分は自分なりに人生についていろいろなことを考えてきたと思っていましたが、そういう二〇年の月日なんて軽く飛び越えるような、三、四〇年にわたって二重にも三重にも鍵をかけられている鉄格子の中で、患者さんは生きてきた訳です。

病棟には一日中壁に向かっている人もいました。歯が一本もないのに、サンマの塩焼きをバリバリ丸呑みする人もいました。ある人は夜中にぼくのところに来て、食べているインスタントラーメンを「汁だけでいいからくれへんか」と言うので、「一緒に食べよう」と応じたら急に涙を流し始めました。「ぼく、生きてて ええんか」という感じで泣きつかれても、こちらは何を答えていいのかわからない。

こうした患者さんたちと会って、今までは「自分は何のために生きているんだ」ということさえ考えていればよかったのですが、「一体、この人たちは何のために……」、あるいは「自分が白衣を着ているということはどういうことなんだろう」と考えるようになりました。こうなると、ジャズ喫茶などで眉をひそめながら「わからないからいいんや」という感じで哲学書を読みふける世界が急に白々しく思えてきたのです。

ある夜勤の時、患者さんの呼吸停止がおこって、ぼくが何にもできずに呆然と突っ立っていると、よその病棟から応援に来た看護師によってその人が息を吹き返すということがあり、それをきっかけに「看護師になろう」と思い立って、准看護師の学校に通い始めました。「看護師になろう。医学や看護の知識を身につけて、少しでも人の役に立つ人間になろう」と。そのうち、「哲学なんてどうでもいいわ」という気持ちになっていきました。

このような話の筋道からいくと、「医療に哲学はいらないよ」ということになりそうですが、実はそう簡単ではなくて、もう一度ぼくは哲学のほうにふらふらと戻っていきます。

哲学の限界と治療の限界

こんな話があります。何で読んだか忘れましたが、ある人が、毒矢が刺さって「助けてくれ」と言っている。そこに数名の人がいて、哲学者は「なぜ、この人にこの毒矢が刺さらなければならなかったのか」と考え始めた。考えても仕方がないですよね。そんなことを考えるよりもさっさと毒矢を抜いて手当をしないといけない。そういう意味で哲学は無力です。

哲学では毒矢の刺さった人を救うことはできません。ぼく自身が看護師になろうとした時に考えていたのもそういうことだったのかもしれません。患者さんの命が、病気や怪我などで危機に陥っているときに、その人の前でいくら人生とは何か、生命とは何かと考えてみたところですぐには何の効果ももたらさないからです。

ところが、どうなのでしょう？　毒矢を抜いて手当をしさえすればいいのでしょうか？　その人一人を助けることができたとしても、人が人を殺すという社会のあり方、攻撃者は正しいと思って矢を射ったと思いますが、「何が正しいのか」ということに無自覚のままその人の傷を癒すということだけで本当にいいのでしょうか？　そうやって考えてみると、治療だけをすればいいという発想には限界があると思います。

ぼく自身は精神科に一五年、その後は血液透析の現場にいました。慢性腎不全で一週間に三回、血液透析という人工的な治療を受けないと、命を永らえることができない人たちがいるところです。そこでぼくは非常に勉強をして、その知識は確実に患者さんの役に立ちました。技術も磨きました。透析では太い針を刺しますが、失敗しないようにいろいろ本も読んだり練習もしたり、実際に患者さんの前に立ったら「絶対に失敗したらいけない」と気合を入れて、だんだん穿刺《せんし》も上手になってきて、患者さんからも信頼されるようになりました。

しかしそのうち、ある患者さんから「もう自分は二十数年……」──その当時、透析で二十何年生き続けることはすごいことだったのですけども──「もうぼちぼち、治療はいいと思う」と告げられました。なぜそんなことを言うのかというと、意識のない状態で血液透析を受ける患者さんの姿を同じフロアの透析室で見ていたからです。「ああなってまで治療を受けたいと思わない。だから、自分がもう少し体が弱くなって、目が覚めないような状態になったら、透析をやめられるような書類を一緒に考えて書いてくれへんか」と相談されました。このような問いかけの前で、ぼくの医学的な知識や技術は一切役に立ちません。

ぼくとしては、毒矢を抜いて手当をするような方法については限界も失敗もあるでしょうけれども、ある程度そのことに自信を持って、わかることをきちんとわかるようにして正しい医療をおこなうことをがんばってきたつもりでした。しかしそれを実践して患者さんが慢性腎不全で死ぬことを先延ばしにできても、人はさまざまな他の病気で死ぬ訳です。死から完全に逃れられることはありません。どんな医療でも同じです。一時期先延ばしにすることはできても、人が命を終えるという厳然たる事実にはなんら為す術がありません。だから、医者も患者も同じなのです。死がなぜ訪れるのかはわかりません。そういう意味では医学の専門性、看護の専門性を脇に置いておいて、医療の現場ではこの同じ「わからないこと」について誰もが考えなくてはいけません。

「話を聴く」ことから始める哲学

ぼくは「考える」という、哲学的な営みを非常に大事にしたいと思っています。ただし、いわゆる学問としての哲学のイメージで、何か立派な理論をもとにして真理とは何なのかを考え、それを現実の錯綜した医療現場に持ち込んで「倫理的な振る舞いとはこういうものですよ」という形でアドバイスをするような、そんなものではありません。

専門家が何かをしゃべる哲学はいっぱいあります。哲学書もそうですし、普通言われている哲学談義もそうです。哲学を学んできた人がいろいろなことを語ります。そうではなくて、誰の前に行って、どんなことを聞いて、それから自分が何を話したか、それが大事なことだと思うのです。

そういうことを唱える哲学は、かつてはありませんでした。ぼくが通った大阪大学の大学院では「倫理学」から「臨床哲学」へと研究室の名称が変わったのですが、その臨床哲学を始めたのが、鷲田清一という人で、ぼくが関西大学の二部の哲学科にいたときに、ちょうど京都大学を出て講師として赴任したばかりでした。その後、大阪大学の文学部に移って教授になり、現在は阪大の総長になっています。

鷲田さんが臨床哲学を始めようと言ったのが、一〇年くらい前です。小さな新聞広告に、「今までの哲学はしゃべりすぎていた。これからは聴く哲学をしたい」と、それも「社会のベッドサイド、苦しみのベッドサイドに行って、話を聴くことから始める哲学をしたい」と、そんなことが書いてありました。

ぼくは看護師になろうと思ったときに、既に哲学とは縁を切っていましたが、あの鷲田さんが臨床哲学を始めたというので、思わず大学に連絡をしてみると鷲田さんもぼくのことを覚えてくれていて、大阪・天王寺の中華料理屋で待ち合わせをして、そこで三時間ぐらい話をしてくれました。

「自分がしたいのは哲学者だけがする哲学じゃない。きみは哲学科を中退したと言っているけど、ずっと患者さんの話を聴いていて、ちゃんと答えられへんかったやろ？　精神科の患者さんに『俺、病気か!?』と言われて戸惑って、透析の患者さんに『もうやめたい。死にたい』と言われて言葉を飲み込んで、結局何も言えなかったやろ？　でも、聴く位置にはずっといてたよな。白衣を着ていたから逃げられなかったのかもしれないけど、きみはずっとそこにいた。それが臨床哲学やとぼくは思う」。それから、大学も出てないぼくを臨床哲学教室のもぐりの学生として呼んで下さいました。

だから、ぼくの考えている、「医療に哲学は必要か?」という時の「哲学」は、世に言われている「医療倫理」だとか「生命倫理」だとか、そういうものではなく、「話を聴く」ことから始める哲学のことです。誰かが、ある一人の固有の顔を持った者として、ほかの誰かの言葉を聴いてそれにどう応えるのか。哲学というのは、決して抽象的な議論に終始するものではないと思います。

しかし、具体的な目に見えるものでもありません。まずはベッドサイドに行って、相手の話を聴いてみないとわからない。そのわからなさの渦中に聞く者も、話す者も共に入っていく。医療とは、半ばそういうものだとぼくは考えています。

「ためらい」のコミュニケーション

いわゆる医療において は「わかる」ことが非常に大切にされて、患者さんに対するインフォームドコンセント、つまり誰にでもわかるように治療内容についてきちんと伝えることの重要性が言われています。ぼくが勤めているのはコミュニケーションデザイン・センターですから、大学の医学部などから「患者さんにわかりやすいコミュニケーションの方法を教えてほしい」などと求められることがあるのですが、そもそも患者になるとはどういうことでしょうか?

歯学部で授業をした時、これから歯医者になろうとしている学生に「人は何で歯医者に行くのでしょうね?」と聞いてみました。ちょうど今日と同じくらいの人数でした。「歯が痛いから」「歯茎が腫れたから」「歯が欠けたから」「嚙み合わせがよくないから」。それから、ぼくも知らないような専門用語がいっぱい出てきました。要するに、口の中や歯の中に問題があるということです。

違います。歯が痛いからといって、みなさん、すぐに歯医者に行きますか? 行かないでしょ? お金がなかったら行けないでしょ? 時間がなかったら行けないでしょ? 行こうという気にならなかったら行かないでしょ? そもそも人が歯医者に行って患者になるという背景は一人ひとり違うはずです。それなのに、これから歯医者になろうとしている学生は、みんな「口の中に問題がある、歯の中に問題があるのだから、わかりきったことを聞くな」という感じで答えていました。

同じことを保健学部で、これから看護師や保健師になろうとしている学生に「患者になるとはどういうことでしょう？」と聞くと、みんな「病気になることです」「怪我をすることです」とだいたい同じ答えでした。「医学的に問題があるから患者になる」と。違いますよ、みなさん！

病院の門を一度くぐったら、医療者は患者と言われるその人の医学的な問題だけを見ようとします。だからこそプロだと言われます。診察室で「お宅、給料なんぼくらいもらってんの？」などという世間話はしません。しかし、いくら給料をもらっているかによって、仕事を休んで歯医者に来られるのか来られないのか、状況が変わってくるはずです。

言ってみれば、医療の専門家はある人の中にさまざまな医学的な問題を発見することはできても、その人が患者になる背景には非常に鈍感になってしまっている。もう一度、その患者さんがなぜ患者になったのかが「わからない」ということ、この「わからない」を出発点にして、相手の話を聴くことから始めなければなりません。患者という存在について、歯医者なら「もうわかってますよ、歯の悪い人です」、看護師なら「病気になっている人ですよ。病気じゃない人はいません」というような、画一的なイメージから始まる医療コミュニケーションは底が浅すぎてダメだと思います。

「わからない」というところから出発するためには、「わからないこと」に耐えつつ、「わからないこと」を相手と共に悩むような姿勢が必要です。それは自信満々の医療というものではありません。「これでええんかな……」とためらい続けることで、何度も何度も話を聴きに行かないといけないかもしれない。聴いてみたら、余計にわからなくなるかもしれない。

しかしそういう「ためらい」のコミュニケーションを粘り腰に変えていくのは何かと言うと、単にわかることだけをきちんとわかるようにしてきたプロとしての医療者のあり方ではなくて、「わからないこと」を考え続ける試行錯誤の中にあっても、わからないと言って簡単に放り出さないあり方だと思うのです。試験の問題ではないのです、人の命は。わからないと言って放り出さない。そういう医療の哲学、臨床の哲学がこれから必要になっていくだろうと、ぼくは考えています。

生まれてこなかった子どものために

この原稿の最初の締め切りは数日前だった。「死に向き合うケアの現場からみえてくること」というテーマに重い課題を感じながら、ほかの仕事に手を取られてしまっていた。締め切りの日、もう一週間延長してくれるように編集者に頼みこむ羽目になってしまった。その二日後のことである。ぼくは妻とともに小さな死と突然向き合わなければならない事態になった。

1

うっかりして、携帯電話をマナーモードにするのを忘れていた。午前一〇時からはじまる勤務先の研究会に、遅刻ぎりぎりで飛び込んだからだ。部屋に入って、荒れた息がおさまるのにしばらくかかった。先に集まったコミュニケーションデザイン・センターの同僚たちは軽く雑談して待っていてくれた。低い丸テーブルがラフに置かれている会議室はカフェのような雰囲気である。参加者は座り心地のよいオレンジ色の椅子に好きなように座る。研究会の内容はかなり高度なものだが、堅苦しい権威的なところはなく自由な意見交換ができる。ときには、大学院生や大学外の参加者もいる。

その日は、看護師の臨床知を再現する方法として演劇を用いるというスウェーデンの看護学者の論文を検討することになっていた。個人の身体に畳み込まれている臨床知を、演劇という身体表現を通路にして再現し、インタビュアーの質問に答えることで意識に戻すという試みである。長く経験を積んだ看護師は、言語化できない多くの臨床知に支えられて、その実践を可能にしている。暗黙知とも呼ばれる専門家の知を客観的に記述する方法は、教育の観点からは重要なものである。

この研究会の参加者は、さまざまな分野から集まっている。現場力研究会と称されるこの会を主催するのは、現象学をベースとする看護学者で、参加者として中南米をフィールドにしている医療人類学者や、舞台芸術のプロデューサー、コンピューターの応用研究をしている認知工学者、障碍者支援の実践者でもある社会福祉学者、哲学・倫理学の社会的実践を考える臨床哲学研究者など、大阪大学のコミュニケーションデザイン・センターの構成員が中心になっている。

論文の紹介の後、議論は白熱した。看護教育にロールプレイなどの演劇技法が多く取り入れられている現状に一定の評価は与えながらも、演劇の本質論を抜きにした表面的な理論にはかなり辛辣な批判が相次いだ。初等教育から演劇が組み入れられている欧米の文化的背景を抜きにして、演劇手法を輸入することは、学校教育に演劇的素養が乏しい日本にとって誤解が多いというものだ。

あれこれと議論は続き、研究会が終了する予定時刻を半時間ほど過ぎていた。昼食時の空腹が気になりだしたとき、ぼくの携帯電話がけたたましく鳴った。議論の最中だったので、頭を下げながら、慌ててぼくは電源を切った。誰からの着信なのか、見もしなかった。

研究会が終わり、弁当を食べに行く途中で、さっきの電話を思い出す。電源を入れて着信を確認すると、妻からだった。今日の午前中、妻は産科受診の予定だったことを思い出す。つい一〇日ほど前、妻の二度目の妊娠がわかったところだった。ぼくは看護師であるが、産科には疎く、妻が喜んで見せる子宮のエコー写真は不分明だった。電話は昼休みに入ったぼくへの受診結果の報告だろうと思った。

廊下に置いてある灰皿の前で、煙草に火をつけてから電話をかけた。すぐに妻が出る。「いま、ちょっといい……」。いつもと違う口調に、すこし胸が騒ぐ。「大変なことか」と答えると、妻はしばらく黙った。「赤ちゃんが、おなかの中で亡くなって……明日、手術しないといけない……」。くぐもった妻の声に、近くで騒ぐ一歳の息子の声が重なって聞こえる。ぼくは流産を告げられて、くわえていた煙草を口から離した。どう答えるかよりも、どんな声で返事をすればいいのか。出てくる声は自分でもよくわからない。「とにかく、仕事をできるだけ早く終わらせて帰るから。帰るからな、帰るから」。手短な電話になった。早口になってしまった自分が、妻に余計な負担をかけなかっただろうかと、急に気になった。

ぼくは妻とは再婚で、まだそれほどの歳月を共にしてはいない。ひと回り以上年下の妻を、どうやって慰めればよいのか。たじろぐ自分がいる。ぼくは半世紀近い人生で多くの死を目にしてきた。仕事で出会った患者さんだけではなく、肉親や知人の死も多い。前の妻との間には亡くなった子どもたちもいる。ぼくは不運に慣れすぎているのか、かえって人の悲しみを慰める自信がもてない。若い者同士の夫婦なら、同じように悲しみ嘆くことができるはずなのに、それとも男であることが流産の悲しみやつらさを実感させないのだろうか。

注文していた弁当を食べながら、驚く同僚に妻の流産を伝えて仕事の都合をつける。のどにつかえることもなく平気に飯を食える自分が確かにいる。好きなおかずは、やはり美味しい。それでも午後からの会議には身が入らなかった。

職場の帰途、阪神高速道路で渋滞に巻き込まれて夕暮れの街を眺める。高架道路から見下ろすと、街はパノラマだ。たった一つの命が消えてしまっても、街はその表情を変えない。長蛇をなす自動車、立ち並ぶ街のビル、混じり合うざわめきの音、数知れない人たちの暮らしが、夕闇にも衰えない熱気を放射している。ふだんと同じ風景が、底意地の悪い残酷な気配を漂わせてぼくに迫る。一つの命など、何ほどのものでない。そういう冷酷さが、世界の普遍にはあるように思ってしまう。無力の中で悲しみを味わう。単なる感傷に過ぎないかもしれない。どこかでさめた声が聞こえてくる。こんな感じをいくたび経験したことだろうか。前に進まない車の中で、同じことを何度も考えている。

昔、ぼくは精神病院で働いていた。大人になったばかりで人の死を知らなかった。先輩の看護婦さんと一緒におしめを替えたり体を拭いたりした年寄りの患者さんが、ぼくが休みの日に亡くなっていた。それを知らずに出勤して、すぐに患者さんの顔を見に病室へ行くと、白いベッドが空になってポツンとあった。あのときの不思議な感じ。いた者がいなくなる。いなくなった者だけがいないで、ほかは何も変わらない。そして、ぼくはそこに立っている。当たり前だが、予測できる死もある。避けられないと観念する死もある。それでも、死は不意にやってきて、非情な日常はすぐにその傷口をふさいでしまう。

ようやく家にたどり着く。玄関で息子を抱いた妻が待っていた。「仕事、忙しいのにごめんね」と言う彼女の濡れた睫毛が黒く光っている。小さな息子が、ぼくの足下にしがみついてくる。ケラケラ笑って上機嫌だ。「帰ってきたよ」とだけ言って、鞄を下ろして上着を脱ぐ。妻がじっとぼくを見つめているのが気配でわかる。落胆した風だけは見せまいとするぼくは、気を取りなおして彼女の目を見つめて話しはじめた。何をどう言ったかは、もはや覚えていないが、次第に充血していく妻の目に、それらのことばは吸い込まれていった。

その夜、ぼくは彼女のおなかに手を触れて寝た。肌のぬくもりが軽く湾曲した手のひらに馴染んでくる。息を止めて手の感覚に集中する。この奥に小さな死が横たわっているはずなのに、昨夜との違いがわからない。頭が痛くて気分が悪い妻は眠れずにいる。瞑目した小さな命を、自分の体に包み込んでいる女。ぼくには決して真似のできない生死の合体だ。彼女は慰められるべき弱い存在なのではなく、畏敬の念をこそ受けるべき存在だ。言葉を交わすこともなく、ただ横に並んで息子の寝息を聞いている二人は、別様に死と向き合っている。具体の死と、抽象の死と。そのまま夜は深まり、眠りが家族をひとつにした。

2

翌日、産科病院に一緒に行った。息子を一時保育に預けてから、午前一一時に受診した。受付の後、マスクをした病棟婦に案内されて三階の詰め所に行く。エレベーターのボタンを押し間違える慌て者で無愛想な人だ。詰め所の入口には、「お父さんがベビーの沐浴を希望される場合は、三日前に申し出てください」という張り紙があった。壁に貼られている赤ん坊の笑顔が目立つカレンダーが、やたらに気になる。詰め所から出てきた年配の看護師は、ぼくをちらりと見たが何も言わず、妻にだけ病室を個室にするかどうかを尋ねた。個室なんかは贅沢だと思っているらしい妻に、ぼくは個室を頼むように言いつけた。子宮内除去術を受けた彼女が、分娩直前の妊婦や出産直後の産婦のいる四人部屋に戻されるのも具合が悪いし、ぼくが彼女の手術を待つ間に妊婦や子どもでにぎわう待合室にいるのも嫌だったからだ。

中年の看護師がぼくたちを五階の個室に案内した。狭い個室だった。ベッドの横に長椅子があって、冷蔵庫とテレビがある。看護師は「冷蔵庫を使いますか。使いませんよね」と言ってすぐ、「栄養の点滴をしますから」と説明した。日帰り手術の予定に、冷蔵庫も栄養の点滴もないだろう、とぼくは思った。術中の「ルート確保」のために点滴をすることは、医療者ならば誰でもわかっている。適当な説明にあきれてしまう。ぼくたち夫婦が看護師だということを知らないから平気なのだ。点滴前の排尿は看護の常識だから、「じゃあ、先にトイレに行きます」と妻も部屋を出て行った。

五パーセントのブドウ糖液を点滴する段になって、「細い血管ですねえ、難しいわ。上手くはいるかしら」という看護師のことばにもカチンときた。技術の未熟が原因の不安を患者のせいにする無神経さは、この病院の看護のレベルを顕わにしている。血液透析の看護師として患者の血管に針を刺すことには細心の注意を払って工夫していたぼくは、その看護師がどうするかを黙って見ていた。何か言ってほしい、という顔で妻がぼくを見ている。医療者に何か言うのは、その現場では難しい。点滴の針刺しぐらいならば家族の前でもするが、手術となれば家族が医療関係者であっても見ることはできない。どうしたって医療はある部分で、密室的に秘儀的に当事者を目隠しした状態で行われる。

結局、何のことなく点滴をはじめた妻は、三〇分ほどして手術室へと連れていかれた。そのうち担当医師が来て、ぼくにも手術の説明をするだろうと考えていたのだが、そうはならなかった。婦人科の手術道具を見知っているぼくは、勝手にわきあがる想像をおさえるのに苦労しながら、病室で一人、手術の終わりを待っていた。終了予定時刻は知らされていなかった。

午後一時二〇分、病室の電話が鳴った。「処置が終わりました。麻酔から半分ほど目覚めていますから、三階の処置室に来てください」と、電話の声は告げる。電気的に再生された声には、家族の心配を軽くする響きも内容もなかった。自分も医療者であったことが後ろめたく思い出されて、腹も立たない。この場面、ここでクレームを言いはじめても仕方がない。とにかく言われるままに、三階へ降りていく。処置室を探しているぼくを見かけた看護師が、「こちらです」と処置室に招き入れる。

分娩用ベッドに術衣を着た妻が顔をしかめて横になっている。「もうすぐ、目が覚めますから」という看護師のことばは、まるで床に投げ捨てたもののように感じられた。というのは、そのことばが誰に向けられたものなのか、さっぱりわからなかったのだ。その看護師は壁ぎわにある物品棚を探りながら、誰の目を見ることもなく口を開いたのだ。少なくとも、半覚醒で痛みに喘いでいる妻にかけられた言葉ではなかったし、ぼくにも手術の経過に問題がなかったとさえ告げられなかった。この病院では、説明は医師がする方針なのかと考えた。それにしても、まだ医師の姿をぼくは見ていない。

ぼくは小さな丸椅子を与えられて、ベッドの隣にある狭い場所に腰掛けた。ぼくの背のすぐ後ろには、なにやら大きな機械が布をかぶせて置いてある。処置室は手術場の真横にあって、室内は雑然としている。中央材料室か物品倉庫も兼ねている様子で、壁を物品棚が覆ってクスコ膣鏡などの滅菌機材が顔をのぞかせている。さっきも、看護師が輸液セットを取りに来ていた。

「痛いわあ、お腹が痛いわあ」と呻きながら頭を横に振っている妻は、頬のあたりが紅潮している。乾いた唇から吐く息は少し生臭い。朝からの絶飲食に、術前投薬の作用で口渇がひどいのだ。彼女の右腕に血圧計のマンシェットが巻かれ、左腕に入っているブドウ糖の点滴は一〇〇ミリリットルほど減っていた。人差し指に脈波プローブがはめられて、ベッドの右側でモニターが脈波を描きながら、ピッピッと規則的な電子音を鳴らしている。モニターに示された現在時刻が三〇分近く遅れているのがすぐにわかった。血液透析の看護で鍛えたから、モニターを一瞥するのに困難はない。収縮期血圧、拡張期血圧、脈拍数・リズム、経皮酸素分圧は異常なし。いつのまにか職業的に妻のバイタルサインをチェックしている自分が、場にそぐわない。

「側に来たよ」と話しかけ、冷たくなった足先をタオルケットの下で握ってみる。「ああ、そう。……痛いわあ、お腹と腰が痛いわあ」。視線はまだ定まっていない。「オレンジ色や、ピンクが……誰か笑ってる。おばさんたちがこっちを見ている。ああ、痛いわあ……」。硬い分娩台の上で体をよじり、目を固くつぶったまま少し混乱した様子で話す妻を冷静に見ていられるのは、ぼくに多少の医学的知識があるからだ。ぼくがここで受けた説明にもならないことばだけで、普通の人が患者の付き添いをするならば、どれだけ不安になることだろう。

妊娠九週の稽留流産は産科にとってはありふれた事態で、その手術も三〇分もかからない小手術には違いない。しかし、しかしだ。処置室のドアはすぐに廊下につながっている。たしかに、誰かの話し声がする。患者同士の話には聞こえない。立ち話をしているのは、さっきの病棟婦の気がする。何がおかしいのか、しきりに笑っている。なにも流産手術をした後の処置室の前で話し込む必要はないだろう。腹の底に敵意じみた怒りがにじみ出した。が、自分の怒りに身をまかせるわけにはいかない。

それよりも、今しなければならないのは、痛がる妻への手当だ。モニターが装着されてからの経過時間は二〇分。たぶん術後に、この部屋でつけられたものだろう。静脈麻酔から覚めて、手術操作の侵襲が痛みとなって彼女を襲いはじめた。腰の痛みは術中の体位や、いま横になっている台の固さに起因しているだろう。ぼくは、ゆっくりと両手を彼女の腰のあたりに差し入れた。うまく腰をさすることができない。じりじりした気分でいると、ドアが開き、白衣長身の男がドタドタと入ってきた。「今回は、残念でした」と、ぼくたちの横を通り過ぎざまに言う。彼が担当医師だった。すべて、この調子でいくのだろうか、白衣を着た者たちは誰一人立ち止まらずに過ぎ去っていく。別に慰めてほしいわけではない。せめて顔を覚えられるくらいは目を合わせてもらいたいだけだ。

一時間ほどで妻は麻酔から覚めて病室に戻った。何の飾り気もない病室に一枚だけカレンダーが貼ってあり、その中で元気な赤ん坊の写真が騒いでいる。ピンで留めてあるだけのカレンダーをどこかに隠したかった。ようやく普通のベッドで体を休めることができたので、彼女は少しばかり眠った。看護師が一度だけ病室を訪れた。夕方、ぼくと妻は病院を後にした。昼前に来院したときよりは、重く頼りない足取りになって、元気な息子が待つ保育所へ向かった。

一つの命の亡骸が子宮内容物として無名化されたうえで除去された。子宮内にとどまった死亡胎児は、妊婦の感染や出血の原因物質として除去される。手術は無事に終わり、妻の体は回復するだろう。医学的処置として問題解決は手際よく完全になされた。ルーチン通りに事は運び、順調な結果を迎えた。

ぼくの記述は病院批判の色合いがきつすぎるように思われるかもしれない。患者や家族が事実を見ているわけではない。流産と知った精神的ショックや手術当日の不安が、病院職員の一挙一動に、これほど過敏になった原因である。その意味では偏った見方であり事実と同じではない。というより、誰にとっても同じ事実などは存在しないのだ。患者に見えたもの、感じたことは、少なくとも患者にとっては真実である。医療者が見たもの、感じたこととは、医療者にとっての真実であり、患者のそれとは異なる。このずれを自覚しているかどうかが、医療者にとっての良心であろう。

家に近いからと選んだ産科病院は、大して褒められる病院でもないが、そう非難されるほどの病院でもない。ありきたりの病院なのだろう。それが証拠に、あれから数日の間に妻もぼくも病院でのことを忘れていこうとしている。日々の暮らしは、感傷のはいる隙のない密度で充満している。しかし、これでいいのか。

3

じっとりと冷たく汗ばんだ皮膚と、ゆっくり間遠になって顎を下げる呼吸。すっぱいような吐息のにおい。次第に聞き取れなくなる血圧のコロトコフ音。蓄尿袋の目盛り。注射器と薬品アンプル。ぼくが看護師として思い出す死の数々。深夜の病室でも真昼の病棟でも、いつも具体的に事は運び、ぼくにはなすべき仕事があった。妙に興奮していることもあったし、冷静に頭を働かせていたこともあった。ときには、死を覚悟した人が語ることばに耳を傾け、埋めようのない距離に胸を突かれた時間もある。話す声を覚えている人が、目の前で死んでいく経験。自分以外の死はいつもリアルで呆気なかった。思い出せないほどの死が、ぼくの脇を通り抜けていった。白衣姿で死に逝く人を懸命に追いかけるのだが、追いつけないで取り残される。あの人たちは、どうだったのだろう。ある人は最期に見た人間がぼくであった。

もっと思い出すことがあるはずだ。でも、いまはそれができない。許してほしい。必ず、いつか思い出してみせるから。

4

河瀬直美監督の『沙羅双樹』という映画にあった台詞を思い出す。ある出来事と忘却の関係は三つ叉である。「忘れてもいいこと、忘れてはならないこと、忘れなければならないこと」。

人は死に逝く者と出会えば、いくつかの荷物を背負わざるを得ない。そして生きる限りは、歩みを止めることもできない。忘れてならないのは、あのとき、道は三つ叉であったということだ。背負った荷物の届け先を間違えたと気づいたならば、遠い道のりであっても、もう一度また三叉路まで戻ることが、生き残った者に許された応答だろう。

生まれてこなかったわが子よ。君が遊ぶ姿を見ることもなく、君の亡骸に手を触れることもなく、君の母父は、君からたしかに手渡された命の意味を考えている。君が生まれてくれば、君が考え見つけるはずの生と死の意味を、だ。生まれてこなかった君の命は一つの完成だが、それに触れた者に宿題を与える。大きな仕事を成し遂げたね、君は。

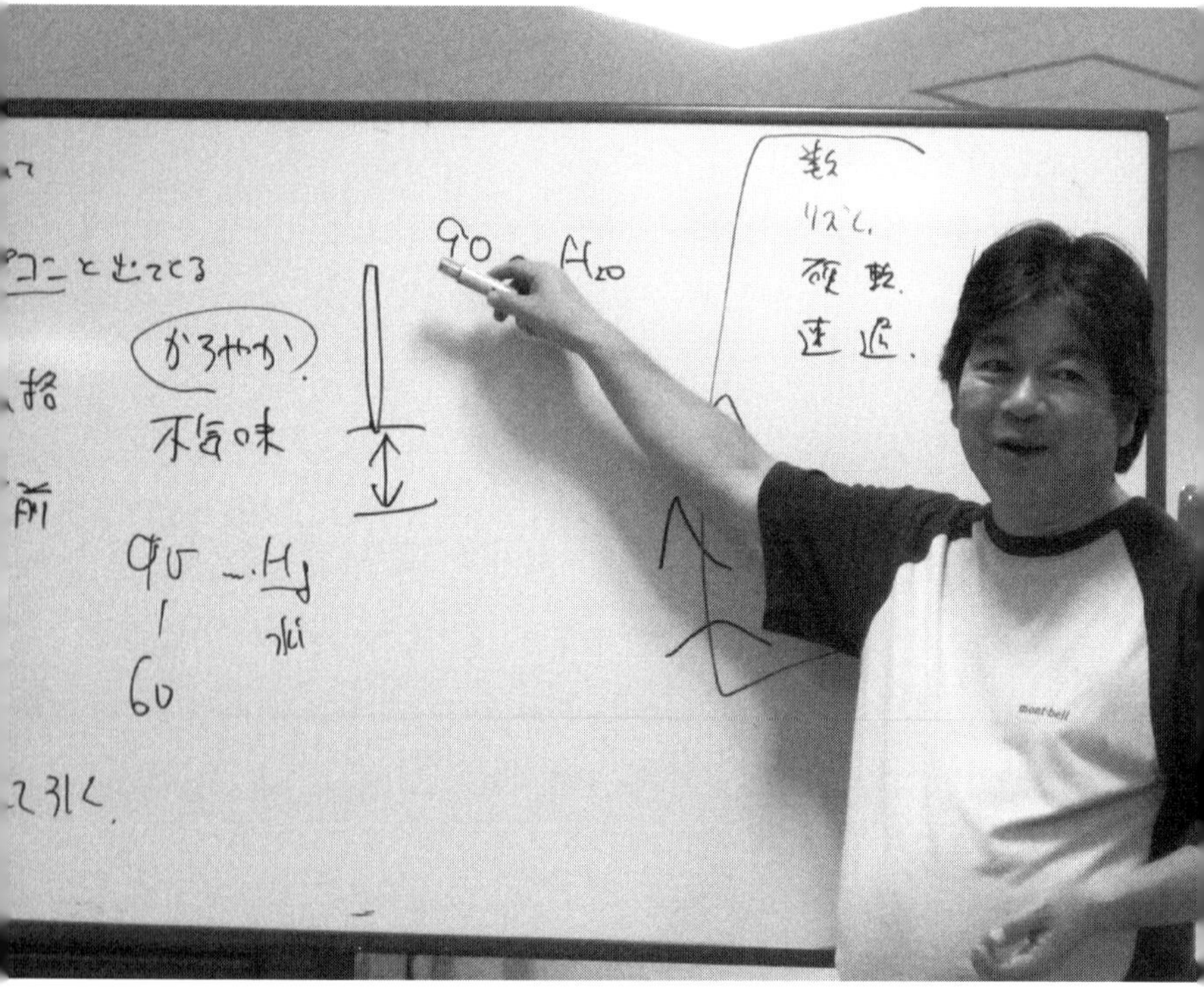

洛星高校で授業したよなあ――〈老いる〉を哲学する

何とも情けないタイトルだが、ほんとのことなので仕方あるまい。手帳を調べると、平成一七年一一月五日(土)九時五〇分から一一時、洛星高校授業。年間テーマ「身体」、担当授業テーマ「〈老いる〉を哲学する」と記入してある。同行してくれる臨床哲学教室の大学院生の樫本さんと、阪急電車の西院駅で九時に待ち合わせとある。確かに、ぼくは京都の洛星高校で授業をした。それは覚えている。西院の駅に着いたとたんに、タバコを買いに走った自動販売機。モーニングセットを注文した高校前の喫茶店。授業の帰りに市バスに乗って出かけた百万遍の古本市。古本探しをした後で樫本さんと食べたハンバーグ定食。アルバムを見るように思い出せる。なのに、その日一番大切な用事だったはずの授業の、その内容を思い出そうとすると、ずいぶん怪しい。

ぼくは怠け者で、人前で話をするときにもあまり準備をしない。レジュメなどの資料を作ることも少ない。不安をいっぱい抱えてそのときがくるのを待ち、開き直って直前に仕上げたメモを持って人前に立つというのが悪癖になっている。メモは話が済んだらどこかにやってしまうので、探しようがない。『臨床哲学のメチエ』（大阪大学大学院文学研究科臨床哲学研究室）に洛星高校でした授業について書くように頼まれたころには、ぼくの記憶の表面には何人かの洛星高校の生徒の顔がおぼろげに残っているだけの始末だった。

で、困ったぼくを助けてくれたのが、樫本さんが書いた授業報告のメールである。次に引用する。

みなさま

D1の樫本です。

先週の土曜日（5日）に行ってきた洛星での授業報告です。

授業は西川さんに担当して頂きました。

テーマ：「老いる」を哲学する

生徒：13人

まず、ソポクレスからスフィンクスの謎とオイディプスの謎解きの一節、「関寺小町」から100才になった小野小町が老いを感じ始めた自分を振り返っている一節、そして西川さん自身の認知症の人にかかわる介護の経験を紹介してもらったのち、「老いる」からイメージすることについて話しあいました。

発言としては「成長しなくなること」「限界を感じること」「できなくなること」など老いについてのマイナスの側面や、「経験を積み重ねる」「納得していくこと」といったプラスの側面についてなど、「成熟」「成長」をキーワードに「老い」の意味についての発言が多かったように思います。また、今の社会が、ある面で「成熟」(完成形)からの距離で、子供から大人へ、大人から老人へという過程が計られていることについてどう思うか、という問いかけに関する発言も出されました。

こちら側の意図としては、「ここからが老いなんです」といった区切りはなく、結構身近なものなのでは？ということがわかってもらえるかなと思っていたのですが、やはりあまりそういう実感はなさそうでした。16才の生徒が「そういえば昔は選択肢が多かったなあ」なんて言っている姿はちょっとほほえましかったですが。

授業を終えた感想です。

今回は、13人ということもあり西川さんを含め教室中央に集まってもらいました。そのため、普段よりもかなり集中して授業に参加していたように思いました。ただ、テーマが大きかったために議論の深まりという点では不満がのこっているようでした。（僕自身は、西川さんはいろいろな生徒に目配りし、うまくすすんでいたのでいい授業だったと思います）ただ、単に知識としての情報がほしい生徒と議論したい生徒との温度差は気になりました。

ある生徒が授業後、「なぜもっと発言しないんだ！　あんなすくない発言で授業がふかまるわけないだろ！　なぜ先生だけとのやりとりになるんだ！　なんで生徒で議論できないんだ！」と、何人かの友人に叱咤していた光景が印象的でした。この点は、この洛星の授業では常にわれわれの念頭にあるところなので、最後の授業で行う、われわれと生徒たちとの話し合いのなかで、すこしでもフォローしたいとおもっています。コーディネーターのみなさま、この点ちゃんと準備しましょうね。ちょい焦り気味ではあります。

以上で報告をおわります。西川さん、ありがとうございました。

このメールを手がかりに、いくつかを思い出そう。

まず、ソポクレスの書いたギリシャ悲劇「オイディプス王」(『オイディプス王・アンティゴネ』福田恆存訳、新潮文庫)からの引用である。スフィンクスが旅人に対して謎をかけ、答えられないと相手を殺してしまったという恐ろしい話だが、これを見事に解き明かしたオイディプスは、栄光と悲惨の道を歩み始めることになる。

スフィンクスの謎

地の上に住い、脚は二つ、四つ、三つと、
変化はすれど、ただ声は変ることなく、
そして見よ!
地に蠢《うごめ》き、空を飛び、海を泳ぐもの、
在りと在る生き物のうち、
かほどその姿、力を変えるもの、他《ほか》に無く、

その脚の最も多きに頼りて歩む時、
そは遅々として進まず、全く力なきが如し。

オイディプスの答え

汝《なんじ》の意に背きて答えん、
暗き翼の殺戮者《さつりくしゃ》ミューズよ、
聞け、汝の罪に最後をもたらす言葉を、
汝の謎、そは人間なり、この世に生を受けし時、
母の胎内より出《い》でし赤子は四つの手脚をもて這《は》い、
やがて寄る年波の重荷には堪え切れず、
背はかがみ、杖《つえ》をもちて第三の足となす。

スフィンクスが旅人に投げかけた謎は、すなわち旅人がそれであるところの人間自身に関する問いであった。自らの謎を解き明かせぬ者は、たとえ生きてはいても死んでいるのも同然。スフィンクスに食い裂かれなくとも自覚的な人間としては死んでいるのであった。しかし、その謎を解き明かしたオイディプスも、人間が移ろい行くものであることの自覚

は、自らを悲惨へ導く道に続く扉を開けたに過ぎなかった。子供だましのような謎に仕組まれた解決不能な罠がある。と、ここまでの話をしたかしなかったかは覚えていない。ただ、この謎解きの話から、人間を考える際に完成された成人のイメージではなく、赤子から老人までを旅する途上の者として考えてほしいということを伝えたつもりである。

高校生にしては教養のありそうな生徒たちの何人かは、お決まりの話だなといった顔をして聞いているのがわかった。これはまずい。生徒に先を読まれるようでは授業にならない。ぼくは焦ってきた。少し意地悪をしてみようという気分になり、最初は板書するつもりであった能「関寺小町」の一節を読み上げるだけにした。鷲田清一先生が著書『老いの空白』(弘文堂〈のちに岩波現代文庫〉)で取り上げていた多田富雄さんの文章(「老化と免疫系」)からの引用である。

ぼくは、「関寺小町」について、たぐいまれな美女才女と謳われた小野小町が百歳あまりの老女となって、関寺の鐘の音、それは諸行無常の響きがあったというが、年老いた耳にはそれさえ聞こえなくなってしまった場面で、小町が自らの老残の姿に嘆息するせりふとして紹介した。

また故事《ふるごと》になりゆく身の、せめていまはまた、初めの老いぞ恋しき生徒たちの眼が、きらっと輝く。簡単にわからない方がやる気になるらしい。

ぼくは、このせりふについて、こんな風に説明したと思う。自分が老けたなと感じることには一種の哀切が伴うものだが、人が自らの老いに直面するのは一度きりではすまされない。あれほどつらかった「初めの老い」でさえ、恋しく焦がれるように思い出すという老いが次々に押し寄せてくる。老いの中にもさらなる老いが待ち受けて、人は安らぐことがない。

老いを意識し始めると際限のない落胆へと追い込められる。ぼくは、この老いの意識と平衡するように、若さのなかにも未熟であることへの苛立ちと焦りが出口の見えないループとしてあるのではないかと考えていた。

そこで、生徒たちに議論を仕掛けたはずだが詳細を思い出せない。生徒たちの発言は、しっかりと考えられたものが多く、ぼくのほうがタジタジになってしまい授業をリードするなどということはできなかった。その自信のなさが、かえってぼくの口数を増やしたのだろう。授業の後で、生徒同士の議論が不十分だったという指摘があり、その批判の鋭いことに感心した。という感じで、ぼくが自慢げに思い出せることは少ない。すてきな高校生諸君よ。ちょっと、おじさんは都合よく忘れさせていただくよ。

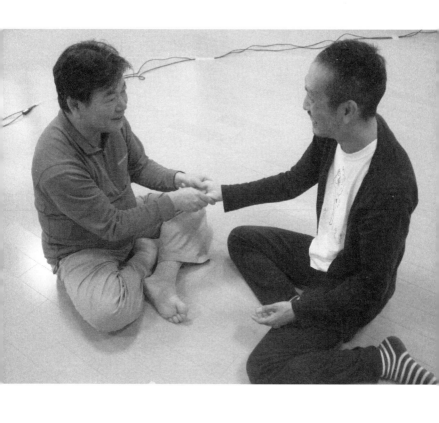

2

ココルームのこと、
とつとつダンスのこと

まさか、ぼくがアートと呼ばれる活動に関係するとは思ってもいなかった。大阪大学のコミュニケーションデザイン・センターの教員になって、同僚にアーティストがいたのが機縁となったとも言える。「ココルーム（NPO法人こえとことばとこころの部屋）」や釜ヶ崎との関係は別物だが、アートという点ではどこかでつながっている。不思議なことに、自分が臨床哲学で考えていこうと決めていたケアや老いのテーマに、経験したことのない世界を見せてくれたのが、ココルームを介して出会った釜ヶ崎の人や、「とつとつダンス」で出会う老人であった。ようやく自分の色眼鏡を外すことができた。臨床哲学を志し奮い立つ自分というより、新しい世界に心弾ませ、それまで味わったことのない感動に身を震わせることが多くなった。

自らの老いを生きるようになった現在でも、この関係は続いており、細々とではあるが、その枝を周囲に広げ続けている。

孤独に応答する孤独

本報告書にある研究活動は、『『無縁社会』における高齢単身者の死に関する研究――大阪市西成区釜ヶ崎を事例として』の共同研究者として、西川勝、白波瀬達也、石橋友美が参画したことが最初の機縁である。この研究は、NPO法人こえとことばとこころの部屋（以後、ココルームと呼ぶ。代表、上田假奈代）が、公益財団法人三井住友海上福祉財団から助成を受けた（2011年12月から2012年11月）。その後、石川翠、西真如、姜明江、小手川望らが合流してくる。財団からの助成期間を終えてからは、大阪大学コミュニケーションデザイン・センターの高齢社会プロジェクトの協力を得て研究活動を継続している。釜ヶ崎という地域に限定せずに、そこでテーマとなっている孤立と連帯という課題を、遠くはなれたエチオピアやザンビアの庶民の活動に架橋して考える試みがはじまった。まだ、それぞれの研究活動を有機的にまとめ上げる段階にはいたっていないが、途上にある活動報告として発表する。

ぼくは、西成市民館において「哲学の会」という場を毎月一回開催している。二〇一二年の春にはじめて一年が過ぎた。釜ヶ崎をフィールドに死の研究をするというココルームに誘われて、ぼくは自分が何をしたらよいか迷っていた。ぼくにできそうなことといえば、臨床哲学の活動として一〇年間ほど続けていた哲学カフェぐらいしか思いつかなかった。哲学カフェというのは、フランスではじまった活動であるが、哲学的なテーマについて参加者が対等の立場で話し合うという試みである。生きる上で抜きにできない問題を考える哲学を、大学の片隅から社会の現場に返していく活動といえる。

釜ヶ崎でも哲学カフェをしてみよう。まずは、現場に行って対話をしてみよう。ほとんど馴染みのない釜ヶ崎で哲学カフェの場所をどうするかに迷ったが、共同研究者の白波瀬さんが勤めている西成市民館に部屋を借りることだけが決まった。哲学カフェをどうやって知らせるか、良いアイデアもないままに「ゆっくりの会」という名前ではじめてみたが、参加者はいなかった。紙コップとペットボトルのお茶、少しのお菓子を用意し、和室の会場で二時間待ったが、空しい時間だけが過ぎていった。ぼくは一七歳の息子を助手として連れていた。息子と二人で、壁を見つめる時間が長かった。彼は中学の頃から学校に行かなくなり、高校は夜間のデザイン科を選んで進学していた。ふだんは父親であるぼくとの会話も少ないのだが、釜ヶ崎で哲学カフェをするから、お茶を出すなどの手伝いをしてほしいと頼むと素直についてきた。理由は話さなかったけれども、息子は釜ヶ崎に関心を持っている様子だった。だれも来なかった「ゆっくりの会」の帰りに、西成市民館の事務所に寄って、白波瀬さんに相談をした。「借金相談会や、食事の出る会合ならば人は集まりますが、ただのお話会だと難しいかもしれません。しかし、西川さんは何がしたいのですか」と問い直され、哲学カフェの話をすると、「じゃあ、哲学の会にすればいいじゃないですか」と諭された。ぼく自身が釜ヶ崎に対して持っている先入観が「哲学」という言葉を遠ざけていることに気づいた。

会の名称を「哲学の会」と決定し、話し合うテーマを「幸せについて考える」とした。チラシの制作は息子に依頼した。モノクロ写真をあしらったチラシをココルームと西成市民館に置かせてもらった。仕切り直しで、第一回の「哲学の会」を四月二七日に開催したが、前回とは違っておよそ一〇名の参加者が集まった。進行役のぼくは、いつもより緊張していたかもしれない。進行役として簡単な自己紹介をした後、「哲学の会」の基本的なルールを説明した。二時間の対話が、進行役の補助によって行なわれること。対話のルールは、人の発言は最後まで聞く、自分の意見を自分のことばで話す。発言する、しないは自由で、途中の入退場も自由であることを説明し、参加者の発言を待った。参加者の自己紹介は必要ないと断ったので、初対面同士の何も知らない者としての対話がはじまる。

「幸せになりたいと思ったことはありません」という発言からはじまったのが印象的であったが、参加者は人の意見を聞きながら、ゆっくりと自分のことばを探すようにして発言を繋いでいった。進行役のぼくは、かすかに頷くくらいの振る舞いでよかった。「昔から哲学には興味があった。こんなふうにしてまじめな話をできるのは嬉しい」という感想が述べられたり、「もっと、楽しく話をしなくては、人が集まっている意味がない」という意見も出された。黙って、人の話を聞いているだけの人もいたが、途中で退席することはなかった。次回の開催日とテーマをみんなで決めてから散会した。息子は、帰り道に「面白かった。次も行くよ」と話しかけてきた。

これまでに開催された「哲学の会」のテーマは、以下の通りである。第一回「幸せ」、第二回「遊び心」、第三回「色」、第四回「自分とは」、第五回「安らぎ」、第六回「親しみ」、第七回「死」、第八回「自由」、第九回「愛」、第一〇回「生きる」、第一一回「賭け」、第一二回「次元」(二〇一三年三月時点)。

一回だけの参加者もいるが、西成市民館に案内してある張り紙のテーマに惹かれた人が多い。第七回「死」の場合、はじめての参加者が酒臭い息をして会場に入ってきた。自分ががん患者であること、死に対する恐怖はないことなどをしばらく話してから、他の参加者の意見を静かに聞き入る事があった。途中で退席した彼とは、西成市民館の出口で再会する。その手には焼酎が握られていたが、「また、やってくれよ」と進行役に話しかけてきた。その人は、以後も「哲学の会」を覗くようになっている。そして、手短に自分の意見を語ってくれる。「愛が大切なんやで、人と人はやさしゅうにせなあかん。ほんまや」とつぶやくように語る表情が、みんなの納得を呼び起こす。理屈だけではない、からだから滲み出てくるようなことばに出会うことがある。

「哲学の会」は、テーマに則して対話をすすめていくが、正しく立派な結論を求めているわけではない。同じテーマについて参加者がそれぞれ自分の考えを深め、人の意見に耳を傾ける時間の過ごし方を大切にしている。自己紹介もなしにはじまる「哲学の会」だが、対話の空間は人と共にあることの実感に繋がっている。「哲学の会」では、自分の意見を人に説明して分かってもらうために、理由をことばにしてもらう。意見の言い合いではなくて、お互いの意見を十分に吟味するためには、聞く人に届くことばづかいが要求されるからだ。あるときには、自分の意見の理由を、ことばで探すうちに、自分の考えに対して別の見方が可能なことに気づくこともある。他人に説得されるのではない。真剣に聞く人を前にして、自己への反省が新しい考えを生み出すのだ。こういう意味で、普段とは少し違った対話の緊張感が大切なのかもしれない。

この報告書のタイトルを決めかねていたとき、ふと思い浮かんだことばが、「孤独に応答する孤独」であった。このタイトルの背景には、釜ヶ崎での遠い思い出がある。およそ三〇年前のことである。自分自身が孤独を強く感じていた頃の話である。よちよち歩きをする二歳の娘を連れて天王寺動物園に遊びに来たことがある。妻は一年近く入院していた。母のいない毎日を暮らしている娘に子どもらしい思い出を作ってやりたいと思って家を出てきたのだった。幼い子どもを扱い慣れていないぼくが、寝てしまった娘を抱いたまま暗い表情で、動物園の中を歩いていると、周囲の家族連れから不審とも同情とも区別のつかない眼差しをおくられた。せっかくの休日を、久しぶりに娘と楽しんで、日頃の憂さを晴らそうとしたのに、人の視線を避ける自分の惨めさが身にしみて、腹立ちさえ感じていた。どこかで酒を飲もうと決めた。

ぼくと同じく精神科のナースをしていた妻は、ある日の朝、強い抑鬱に陥り身動きすらできなくなった。大学病院の精神科に紹介されて、治療がはじまったが鬱と躁が激変し、薬物治療だけではなくホルモン療法もはじまって退院のめどはつかなかった。ぼくは私立の古ぼけた精神科病棟で仕事をした後に、大学病院の精神科に妻を見舞う毎日が続いた。妻の発病をきっかけに、妻の実家とぼくの関係は破綻した。ぼくに無断で、義母が妻を外泊させるなどということもあり面会が空振りになってしまうこともあった。幼い娘も妻の実家に預けられたり、ぼくの元に戻ったりと落ち着かなかった。妻のことも心配であったが、お母ちゃんということばを覚えて、「お母ちゃん」と呼べない娘が不憫であった。

動物園を出て、賑やかなジャンジャン横町を抜ける。さらに信号を渡って釜ヶ崎に通じる動物園前商店街を歩きはじめる。信号を渡るまでは、後ろからも突き刺さるように感じていた視線が、急になくなった気がした。手頃な居酒屋を見つけて入ると、昼間から呑んでいる男たちが数人いる。大人数できている様子はない。眠りこけた娘のおしめを気にしながら、自分の隣の席に寝かせた。黙って酒を飲んでいると、近くにいた男が「兄ちゃん、大変やな」と話しかけてきた。適当に返事をしているうちに、徐々に打ち解けてきて、それまで職場の仲間にも話したことのない悩み事をつぶやいている自分がいた。聞くともなく、ぼくの話を聞いていた酔客たちが、口々に「可愛い子や、にいちゃん。しっかりとみたりや。子どもがいるのは、ええことや」と、ぼくの話に応じてくれた。決して暮らし向きが楽そうには見えない男たちの優しさに、ぼくの心は少し元気を取り戻した。しかし、どうやって堺市にある家まで帰ったのかは覚えていない。結局、妻とは別れることになり、娘も一緒に去っていった。独り身の生活は乱れに乱れ、朝から酒を飲むために天王寺の駅で降りることが増えた。特別な解決策があるわけではなかった。酒場で会うだけの関係で知らされる淋しそうな男たちの話は、ぼくの苦労など足下にも及ばないものが多かった。同病相憐れむではないが、自分を嘲り尽くせぬ思いの中でこぼれる孤独を、ただ受け流してくれる相手がいるのは、日雇いの街として馬鹿にされているこの街だった。暗いトンネルを抜けるようにして数年の孤独を過ごした後、ぼくは釜ヶ崎から遠ざかってい た。再び、釜ヶ崎を訪れたとき、あの頃の孤独が足下から立ち上がってくる気がした。同時に、あのときの素朴な交流が思い出されていた。「哲学の会」では、個人的な悩みを話し出す人はいないが、ことばの端からのぞき見える苦しみや痛みには、そっと受け流す雰囲気がある。必ずしも、釜ヶ崎在住の人だけが参加しているわけでもないのに、こういう安心感が生まれる理由は、いまのぼくには分からない。

最後に、孤独に応答する孤独が可能にする共同性のイメージを描いてみたい。共同性を「固まりの共同性」と「流れとしての共同性」に分けて考えてみる。「固まりの共同性」は、積み木で作る立方体のイメージである。同じ材質の同じ形の積み木の方が高く大きな立方体を構成できる。共通点を重ね合わせて個々の機能を集合させる共同性である。多くの社会的組織はこのイメージに合っている。もう一つの「流れとしての共同性」は、たとえれば川の流れとそれによって回る水車の関係である。川の流れと水車は、まるで別物であるが、両者が出会ったとき、固まってしまわないところに共同の働きが生じる。流れを受けた水車はそれを受け止めきってしまうのではなく、流れとして送り出し、自らを回転させる。川の流れも堰き止められることなく続いていきながら、水車を回し続ける。出会いは次の出会いに交代し、お互いの動きを励まし続ける。川の流れと水車が出会わなければ、川は川のまま、水車は水車のままで何も生み出さない。「哲学の会」で出会う人と人の対話は、この「流れとしての共同性」が具体的な姿で現れていると考えられる。「哲学の会」は、ある主義主張を同じくして集まるわけでもなく、同じ利害を共有するわけでもない人と人が、対話しながら考えるという営みの中で、お互いを大切にし、自分に気づき、共にあることを実感する。「固まりの共同性」では、同一性からの排除を避けることはできない。「流れとしての共同性」は小さな試みであっても、互いの異質性を生き生きとした流れにする希望を与えてくれる。

釜ヶ崎の人、ふじやん

1

生まれてから今まで、この自分は人からどういうふうに呼ばれてきたのだろう。

名前でいうと、「まさる」「まさるちゃん」「まさちゃん」「まさるくん」「まさるさん」「まさるちん」「にしかわ」「にしかわくん」「にしかわさん」ぐらいかな。名前以外では、「にいちゃん」「おとうちゃん」「かんごにんさん」「かんごしさん」「せんせい」「だいひょう」「おっさん」「おじいちゃん」「おまえ」なんていうのもある。同じ呼び方でも、呼ぶ人によって声付きが違うように、自分には全く違った印象がある。「まさる」という呼び方をする人はとても限られているが、それぞれの「まさる」と呼ぶ声を思い出すと、ある具体性をもって呼ばれている自分と相手の姿が目に浮かんでくる。自分の人生とは切り離せない人ばかりだ。さて、ここで思い出すのが、ぼくを「にしやん」と呼んだ人である。そんなふうに呼ばれたのは後にも先にも、たった一人だけだったからなのだ。その人が「ふじやん」である。

大阪市西成区の事業である「ひと花センター」での活動が、ふじやんとの出会いのはじまりだった。あいりん地区で単身高齢生活保護受給者の社会的つながりをつくるというのが、このセンターの事業目的であり、二〇一三年七月から開始されていた。事業委託を受けたNPOが様々なプログラムを提供しており、ぼくが講師・進行役として関わった「あっこちゃんの会(アジール呱々の声)」という対話型表現プログラムに、ふじやんが参加したのがきっかけだった。当時のぼくは大学の特任教員をしていた。もともとは看護師で臨床哲学を学んだ変わり者で、思わぬことから臨床コミュニケーションデザインを担当する教員になったところだった。ぼくにとっては多少の馴染みがある釜ヶ崎は、絶好の活動場所候補だった。すでに西成市民館で毎月一回「哲学の会」という哲学カフェを開催していた。一方、後から知ったことだが、ふじやんは三年間近くの野宿生活を経て、生活保護を受給することになって間もないセンターの登録者だった。

ふじやんの最初の印象は、他の人と区別できるほど強いものではなかった。というか、なにげないテーマから雑談のようにして話される内容が、どの参加者のものも圧倒的な迫力であったのだ。プログラム途中の休憩で、ぼくは外でタバコを吸うのが常であったが、そのときはふじやんも一緒で、ニコニコ笑いながら話しかけてくれた。彼は六〇代後半だったが、もう歯がほとんど抜けていたし、白髪勝ちで、痩せて顔色も悪いので、随分と老けて見えた。けれども、瞳はキラキラと少年のような輝きをみせて、声も愛嬌のある人だった。休憩中に、なにかの拍子に、ぼくにだけ話すようにして「昔、母親の面倒を見てたことがあるんやけど、認知症でな。あのときの自分の対応がまずかったんと違うか、いまでも気になるんや。にしやんは認知症に詳しいんやろ、それで参加するようにしたんやで」と参加動機を打ち明けてくれたことがあった。が、ぼくにはよくある相談で、それほど気にもとめなかった。

ふじやんの存在感が一気に増したのは、ひと花センターのスタッフから、彼が末期がんと診断されて治療が始まったことを知らされたときだった。「あっこちゃんの会に、すごく行きたがっていて、とても残念や、と伝えてほしいと頼まれたんです」という電話を出張先で受けたとき、ぼくは大阪に帰ったら何とかしようと強く思い始めていた。

2

　ふじやんが病院を受診したのは、生活保護を受けてすぐではなかった。体調は以前から悪くて、野宿生活の折にも「このまま朝が来なければ、いっそ楽かもしれない……」と何度も思い詰めたという。しかし、ひと花センターに通うようになって顔なじみもできた頃に、彼は受診することに決めた。結果は胃がんの末期、余命も数か月という厳しいものだった。担当の医師から「何でこんなになるまでほってた」と言われたという。その理由をふじやんに尋ねるのではなく、医療者が考えるべきだと、ぼくは思った。人は自分の命を愛おしむにも、自分以外のものを愛する気持ちが必要なのだ。が、ふじやんは文句も言わずに辛い抗がん剤治療を始めた。

　ふじやんは海が好きだという。小学生の頃、義父との争いから預けられた児童養護施設が海沿いにあって、よく独りで海と話していたらしい。元気に働いていた頃には釣りが何よりの楽しみだったらしい。入院の直前、彼は海に会うために電車に乗って和歌山の加太まで出かけた。港に行くと、釣り竿を横に煙草を吸っている老人と出会う。ふじやんは、この男に自分と同じ匂いを感じて、声をかけてみた。すると相手の話が次々と続き、終わりそうにない。日も暮れて帰り際、相手は自分の住所を書いた紙を渡してきた。自分の命の行き先について考えようと思って出かけたのに、寂しい老人と出会ってから「最後まで聞けんかった」と気になって仕方がない。すでに抗がん剤治療を受けていたふじやんは、ふらふらな体で、あくる日も電車に乗って加太にある老人の家を訪れる。もう飲めないビールを出され、別れた妻や子ども達のことを話し続ける男の話を黙って聞いていた。夜になって帰ろうとすると、酔いの回っている相手はズボンの裾に縋り付き「もう少し、……」と哀願する。「また来るから」と振り切るように帰ったのが最後になって、もう自分一人では歩けない今になっても気にかかると、ふじやんはベッドでぼくに話してくれた。

こんな話を、ぼくが聞けたのはわけがある。車椅子にも乗れなくなったふじやんと、ひと花センターでの「あっこちゃんの会」を訪問診療・看護を受けているアパートで続けることになったからである。ぼくは週に一回ぐらい、彼を訪れるようになった。いつもアパートの入り口にある自動販売機でヤクルト二本を買って手土産にした。独り暮らしの彼は、ドアを開けられないので鍵をかけていない。釜ヶ崎の仲間達もぽつりぽつりと彼を見舞った。スポーツ新聞を買ってきてくれるのりちゃんとは、ぼくとふじやんと一緒に淡路島に釣りに行ったこともある。ふじやんは病気がわかる前に「にしやんは講演やなにかであちこち行くんやろ、釣りのできそうなところもあるか？　いっぺん車に乗せて連れて行って欲しいなあ」とねだっていた。彼の余命が幾ばくもないとわかって、この話は冗談ではなくなった。スケジュールを合わせて、たいした準備もなしに三人で出かけることになった。ふじやんは大喜びで、大物を釣り損ねたけれど、帰りには温泉施設に行った。湯船の中で骨と皮になった体が浮いて仕方ないのをのりちゃんとぼくとが両脇で支えて笑い合った。のりちゃんという可愛い呼び名のおっちゃんも、元とび職で少年院上がりの過去をもつ人だった。普段は穏やかな人だけど、怒ると手が着けられないという話である。風呂を上がって食堂でふじやんが頼んだ子供用のうどん、それもほんの少し口にできただけだったが、残りをのりちゃんが黙って食べて、使い終わった箸袋をきれいに畳んでポケットに入れていた。

ふじやんのアパートで、何度も話題になったのは「なんで、もう死にそうな自分が幸せなのか、わからん。なんでや、にしやん」ということだった。

3

ふじやんは大きな眼をギロリとぼくに向けてからうつむき、しばらくじっと考え込むのが常だった。ぼくはといえば、何も言えずに彼を見つめているだけである。

するとふじやんはぽつりぽつりと昔の話を始める。幼い頃、非常な貧乏をしていて、父親が飯場で働くようになったこと。その父親が事故で急死し、母親は全身入れ墨の男と再婚してしまい、その義父からの虐待から逃れるようにして兄とともに家を出たこと。母親は自分たち子供に全く無縁の人になってしまったという。苦労して勉強し、仕事を覚え結婚もした。けれど、離婚して子どもとも別れることになった。もう一度、妻子を呼び戻そうと貯金して家を買った。が、そのとき、長い間音信不通だった母親が認知症で一人暮らしをして困窮していることを知る。悩んだ末、別れた妻子ではなく母親を買った家に迎えることにし、最後まで介護をした。ただ、自分が認知症の母親にちゃんとした対応をしたとは思えない。母親の死後、リーマンショックで職を失い路上生活に追いやられたこと。そこで味わった屈辱の数々と、思いがけない人情によって現在に至ったこと。がんの告知と治療に脅えている自分がいるということ。何度もアパートへ通ううちに、これらの話を途切れ途切れに聞かせてもらったが、やはりぼくには返す言葉はない。ふじやんは、こたえないぼくを咎めるでもなく、言い終わってからふっとため息をつき、「なんでやろうな」と独り言をつぶやく。ぼくはアルミ鍋でパックご飯をお粥にしたり、一緒にヤクルトを飲んだりしていた。時にはぼくが話すのだが、他愛もないことばかりで、それでもふじやんは微笑んでいた。ただ静かで柔らかな時間を一緒に過ごしただけなのである。

ふじやんが闘病の末、危篤だと連絡を受けたのは大学で勤務していたときだった。授業の予定があったのだが、同僚たちが代役をしてくれることになり、慌てて彼のアパートに向かった。ドアを開けると同時にココルームの上田假奈代さんが飛び出してきて、彼女と一緒にふじやんの枕元に座った。ふじやんは静かに最後の息を引き取ったように見えた。

ふじやんは、ぼくに大学ノートを五冊残してくれた。「独り言」と書いてあるノートには、彼の思いが綴られていた。「なんで、もう死にそうな自分が幸せなのか、わからん」といっていた彼が、自分なりに懸命に考えた跡があった。

「私はここで様々な人と出逢う。今まで独りが良い、独りが似合うそんな想いで生きてきたが、大間違いであった。皆んなが少しずつ私を変えて呉れる。泣いて、笑って過ごせる楽しい時がそこにはある。皆んな心に傷を持って居る。でも皆んな口には出さず、今を生きている。そんな人達の集まりである。（略）病に侵された私に皆んなが心の奥を少しずつ見せて呉れる様に成った。何故だろう。余命数ヶ月そんな私には心の奥を覗かせて呉れるのかも、私より彼のほうが心を病んで居るのかもしれない。そんな想いを感じることもある。今、私の心は澄んでいる。今が一番幸せで、一番贅沢な生活を送らせて貰って居る。そんな気持ちで一杯である」。ほとんど誤字もない、丁寧な書きぶりのノートである。病が進行し、衰弱が激しくなってくると文字にも力がなくなり記述も途切れたままになる。

ノートにあった彼の俳句を二句だけ紹介する。

「独り視るまだ居るんだぞ昼の月」

「風は目に視えないだが何かを語り掛けて来る」

最後に、ふじやんが結婚指輪を贈ったときのエピソード。出港する船上の人であったふじやんは、岸壁から見送る彼女と別れのテープで結ばれていた。もうお互いの声は届かない。ふじやんは指輪の中にテープを通らせて、彼女の元へと滑らせたという。この話をしたときのふじやんの悪戯っぽい瞳の輝きを、ぼくは忘れられない。

ココルームで遊びすぎた

昨日の夜、ガランとした電車で家に帰っていた。大阪では新型コロナウイルスの感染拡大という緊急事態なのだ。ちょっと疲れてうつむいていると、自分のフード付きジャンパーから懐かしい匂いがする。たき火にあたった残り香なのだ。思わず微笑んだ。アウトドアにはほぼ無縁のぼくが、大阪の中心地から帰ってくる電車の中で、あの素敵な炎との戯れの時間を思い出す。やっぱり、ココルームは面白いとこだなあ。

昼過ぎにココルームへ行き、釜ヶ崎芸術大学（大阪市西成区、寄せ場の歴史を持つ地域で二〇一二年から開催されている市民大学。ココルームが運営）の俳句部でずいぶんと楽しい時間を過ごした。その後、NPO法人スウィングに約束したこの原稿を手直しするために残っていたのだが、頭がまとまらなかった。結局、夕食のまかないごはんを一緒に食べることになり、原稿は家に帰ってからにした。あきらめはいい人間なのだ。なんの拍子か、ぼくが宮沢賢治の「農民芸術概論」の話をすると、読んでみたいという人が出てきた。それからである。それじゃあ、これから読書会をしようという流れになった。

ボリュームたっぷりで種類もたくさんの食事を満足とともに終えて、みんなで片付けをする。なんだか楽しげな情景だ。スタッフが資料をダウンロードして印刷したりする一方、ココルームの庭で、たき火の準備が始まった。假奈代さんがたき火しようと言い出したのだ。とっぷりと日が暮れて、頭上には星がチラチラ輝いている。目の前では井戸掘りに使った木枠の廃材が上手に火をつけられて楽しげに踊り出し、みつめる人たちを暖めてくれている。小学五年生の少女二人を含めた不思議なグループが火を囲む。誰が先生でも生徒でもないし、誰もが先生で生徒だ。闇の中に炎に照らされた各人の顔が表情ゆたかに浮きあがっている。賢治を読むには最高の環境だと思った。そのうち、アルミホイルで包まれたさつま芋が放り込まれ、じっくり待って、焼き芋を食べた。乙女たちはキャッキャッと、マシュマロを焦がして口に放り込んでいる。コロナによる外出自粛で早まった閉店時間を少し過ぎて、即興のたき火読書会は終わった。

ココルームの假奈代さんは、「喫茶店のふりをして、何々してます」と、よく自分たちの活動を紹介する。「ふりをする」って大事だ。昼の俳句部だって、大学のふり、句会のふりだと言われれば、その通り。常識からは見事に外れている。このたき火読書会も計画なし準備なしの、みんなのノリでやりきった読書会のふりなのだ。でも、だからこそ、とても自由で楽しく軽やかで、みんながウキウキと遊べる。

ふりが遊びの原点なのは子どもの発達を考えてもよく分かる。決して適当にふりをすることはできない。自分以外の何かへの深い想いと知恵、そして情熱がなければ、うまいふりなんて不可能なのだから。子どもはふりを通じて他者を理解し自己を形作ってゆく。その原動力は何者かになる喜びにちがいない。真剣に遊ばない遊びはちっとも面白くない。ふりはクソ真面目なのだ。レインという反精神医学の人が書いた本に*、探検者やライオンのふりをしてはしゃぐ少年が、親に言い聞かせられて大人しいただの坊ちゃんになるエピソードがある。レインによれば、この坊ちゃん姿も少年のふりに違いないという。勇猛果敢な探検者にでも、ライオンにでも、ただの坊ちゃんにでも、チャンスがあれば魔法使いの老婆にでも、怪獣にでも何にでもなれるのが、人間の自由であり表現の可能性なのだ。本当の彼は、さまざまなふりを通してしか窺い知ることはできない。当の自分にだって、本当はそうなのだ。ふりの幅が、その人が知る世界の広さと深さ高さになる。ふりの世界を豊かにするのは自分以外の人や物への飽くなき興味と探究心、つまりは出会いを求め続けること。なるほど、「表現とであいの場」を目指しているココルームにとってふりをすることが大事なわけだ。他者との出会いの前に確固とした自分があるかのように、みずからのアイデンティティを押しつけない。様々なふりを通して透かし見えてくる姿でやんわりと相手にしみこませるのがココルームの在りようなのかもしれない。まるで、たき火の移り香のように。

　てなことをあれこれ思い出しているうちに、夕食代を払ってくるのを忘れてしまったことを思い出した。アチャー。で、またココルームに遊びに行くことにする。あなたも客のふりをして、いかがですか。

＊R・Dレイン『自己と他者』(志貴春彦・笠原嘉訳、みすず書房)

愛のレッスン

まだ中学生だった頃に、岩波文庫でプラトンの『ソクラテスの弁明』(久保勉訳)を読んで以来、ぼくの哲学熱は始まった。よくはわからないけども、何か大切なことがある気がしたのだ。それはいまでも変わらない。

夜学の哲学科に入学して、やがて精神病院で看護助手になったぼくは、職業としての看護の道を歩みはじめる。一〇年前、現在の大学に教員として着任するまで、精神科看護、血液透析看護、高齢者介護の現場で働き続けていた。大学の教員になるなどということは、予想もしていなかった。四〇歳になって大阪大学文学研究科の臨床哲学と関わりを持ったことが、ぼくの人生を大きく変えていった。ぼくはケアの哲学を求めていたのだ。実際の看護現場から離れて考えることは、たとえ医療・福祉の現場にあっても、人と人の関わりを医療や福祉に閉じ込めないという、ごくごく当たり前のことだった。

胃カメラ検査を受けた後、「どうして、こんなになるまで受診しなかったんだ」と医者から言われた患者がいる。つらい身体に医者の言葉が突き刺さった。最近になって知り合ったその人は、胃がんの末期だった。後の検査で肝臓への転移も見つかって手術は不可能であり、予後は数か月だと告知される。身寄りのない年老いた男性なので本人に直に伝えられたのだ。その話を聴いて、ぼくは暗い気持ちになってしまった。病名や予後の告知が問題なのではない。「どうして受診しなかったか」というのが詰問ではなく、医者の胸中で本当の疑問として考慮されたかどうかが大切だと思うのだ。

医療者が専門家として信頼を得る背景には、一般の人には近づきようもない専門的知識や技術が医療者にはあると信じられているからだ。確かに、疾患の原因や治療法については医者が患者よりも詳しく正確な場合が多い。しかし、それだけでは治療的な関係を成立させるには不足している。医療者として患者の前に立っている自分自身の理由も大事だが、なぜ患者が自分の前にいるかの理由を、医療者は知らねばならない。

以前、歯学部で医療コミュニケーションの授業をしたことがある。大方の学生は興味がなさそうにしていたので、「なぜ、人は歯医者に来るのか」と質問をしたことがある。かなりしつこく、多くの学生を指さして答えを求めた。「虫歯があるから」「歯茎から出血したから」「歯が欠けたから」「かみ合わせが調子悪いから」「口のにおいが気になるから」など、みんなそれなりの答えをするのだが、だれひとり「わかりません」と言った学生はいなかった。これらの答えはすべて治療を必要とする原因に関するものばかりであって、なぜその人が歯医者に行こうと考えて実際に受診したかの理由にはなっていない。人はそれぞれの理由で受診する。忙しくて痛みを我慢していたが時間がとれたという理由もあるだろう。お金に困っていたので迷っていたが、やっと余裕ができたという理由もあるだろう。恋をしたからという理由だっておかしくはない。どんな理由でその人が受診行動をとったのかは、その人に尋ねてみなければ知りようがないのだ。だから、「わかりません」と答えるのが正解に近い。さらに、医者の尋ね方ひとつで、患者は本当のことを話してくれないことさえある。患者自身もはっきりとした理由を自覚できていない場合さえある。満足な治療を行うためには、必要な受診を継続するだけの努力が求められるが、それは患者に対してだけではない。医療者が患者の受診理由を把握し、それを支えていく努力も求められる。お互いのコミュニケーションの中でしか、その努力は実を結ばないはずだ。

話は戻る。胃の不調を感じて受診し、がんを宣告された彼は、長い人生の遍歴のうちに仕事をなくし、家族と別れ、ホームレス生活まで経験して、たったひとりになってしまったと思い込む日々に生きていた。誰かのために生きるという支えが見つからず、自分はどうでもいいとさえ感じていた老いの日常に、最近になって人との小さなつながりが見えはじめて、ようやく医者に行く気になったのだ。人間は自分の身体を愛するためにも、人から愛されることが必要な存在なのだ。そんなことを、はじめて診察室で彼と出会う医者にわかれと迫るつもりはない。ただ、まだ自分にはわからないことがあるということを胸の底で確かめて欲しい。そして、そのわからなさにこそ、患者と呼ばれる人の見えない悩みや努力があることを信じるとき、本当の意味で患者を尊重する医療が始まる。早期発見、早期治療で医者の手柄になる患者でなくても、「なぜ、もっと早く来ないか」と鬱憤晴らしをするのは、医者の器量を下げるだけだ。ソクラテスの「不知の自覚」は、対人関係を現場とする医療者にとって忘れてはならない戒めだと思う。

もうひとつの話をしよう。わからないことを大切にしているダンサー・振付家、砂連尾《じゃれお》理《おさむ》さんのことだ。ぼくと彼との付き合いは、二〇一〇年三月に舞鶴赤れんが倉庫で上演された「とつとつダンス*」に始まる。砂連尾さんが舞鶴市にある特別養護老人ホーム「グレイスヴィルまいづる」の入居者たちと創りあげたダンス作品で、認知症と呼ばれる人とその素晴らしいダンスに圧倒された。ぼくは認知症ケアの実践者であり研究者でもあるという立場でコメントを求められたのだが、それまでの自分の認知症コミュニケーションに関する考え方を根本からくつがえされる経験になった。砂連尾さんとの出会いをきっかけに、身体コミュニケーションの可能性をさぐり続けている。具体的には砂連尾さんと一緒に、「グレイスヴィルまいづる」を訪れて、入居者や職員とのダンスワークショップを毎月一回の頻度で行っているのだ。施設長の理解ある協力と支援によって、ダンスワークショップを中心として哲学の勉強会や、地域住民にも開放された人類学カフェなどが、「シリーズとつとつ」として企画運営されて、過去四年間に一〇〇回を超える程になって、現在にいたっている。二〇一四年三月三〇日、再び舞鶴赤れんが倉庫で、とつとつダンス第二部として「愛のレッスン」が上演された。「グレイスヴィルまいづる」の入居者である岡田邦子さんと砂連尾さんが共演するダンス作品である。

岡田さんは物静かな女性で、「シリーズとつとつ」に参加されても発言の少ない人だった。ただ、じっと正面を見据える眼差しに、深い力が込められている印象をぼくはもった。

彼女は二〇歳の頃、原因不明の病に襲われて両足の自由と、右手の動きをなくしてしまう。長い間、闘病するうちに原因が薬害であったことが判明する。病気の原因がわかっても、失われた青春の日々は帰ってこない。周囲の人が優しく変わるわけでもなかっただろう。

あるとき、ダンスワークショップへの参加者がとても少ないときがあった。たまたま参加していた岡田さんと砂連尾さんの即興ダンスが始まった。岡田さんは左手で電動車椅子を巧みに操作する。が、この日は砂連尾さんと畳一枚ほどの場所から離れずに一時間近くを踊り続けた。ふたりのあいだには、これ以上ゆっくりと動くのは無理だと思えるほどの姿勢の変化だけしか見られない。とくべつの合図もなしに始まって、ほとんど動きのない様子に、ぼくやほかの人たちは雑談したりして、ふたりの動きから関心が逸れていった。観客のいない静かなダンスが続いた。それだけでも非日常のダンスなのだが、次第にふたりを包む空気の緊張度が高まっていくのが、周囲にいる者の肌に伝わってくる。知らない間に、みんなは黙して、もう一度ふたりの様子をじっと見つめていた。それからしばらくして、岡田さんが左手で動かない右腕を少しずつ持ち上げはじめた。その萎えた右手に砂連尾さんの身体が、見えないほどのゆっくりした動きで緩やかな曲線を描きながら近づいていく。岡田さんの右手に触れた瞬間、ダンスを観ていた者は息を呑むしかなかった。自分の鼓動を感じるほどの静寂の空間に、無音の響きが鳴り渡った。ふたりの表情は変わらない。静かに離れてゆきながら、ダンスは終わった。

ダンスの後、ふだんは口数の少ない岡田さんが、ぼくに近づいてきて、「五〇年ぶりですよ。私の右手が誰かにつながったのは……」と瞳を柔らかく輝かせた。このダンスが「愛のレッスン」の始まりとなった。

医療・福祉と縁の切れることのない五〇年間を、誰ともつながることのなかった岡田さんの右手、その手に触れたのは砂連尾さんの踊る身体だった。しばしば医療者で話題になる、患者の心を慰めるタッチングというような技法ではない。砂連尾さんは誰にでもわかる方法を避けているかのようだ。様式化され伝達や理解が可能になる以前のダンスを追い求める彼にとって、社会から病気や障害という括りで特別視されている人こそが、自分の理解の枠組みを打ち破ってくれる最高のパートナーになる。認知症と呼ばれる人には振付を覚えてはもらえない。くどくどした言葉による説明は混乱を招くことになってしまう。ことばの意味内容よりも、声の肌理こそが相手に伝わっていく。手足の不自由な人に高く跳ぶことを求めても、かなわない。が、動かない手に応じることを待ちきれない自分を変身させるのは、不動のダンスを踊るパートナーである。

ある人とある人の間にだけ生まれる文化を体現する非文明人のダンス。一人、二人と無限に数えることのできる人と人の間には、文明はあっても文化はない。「ひとり」が「ふたり」になることをめざす愛のレッスンが、思いもかけない奇跡を招来する。舞台の上で、岡田さんが指文字と手話で伝えた愛のメッセージは、「愛は、深くて、広くて、難しい」というものだった。「難しい」という手話の仕草は、自分の頬をつねるものだった。知らない間に眠り込んでいるかもしれない自分を目覚めさせることが、愛のレッスンには必要なのだ。

医療の臨床では「患者に学べ」ということが、強調される。その意味を考えてみたい。教科書で学んだ病気の知識を実際の患者の症状のうちに見つけることだけではないだろう。安易な先入観に遮られることなく、患者の訴えをしっかり聴くことの大切さは勿論であるが、それだけでも患者に学ぶことには届かない。患者がすべてを語れるわけではないからだ。病を外側から眺めることはできても、病を生きる渦中にある人の世界は、外側からは見えてはこない。看護師として働いてきたぼくは、ナイチンゲールから多くのことを学んだが、彼女は「病気は回復過程である」と言い切る。病む人を外から見れば、とても回復しているようには見えなくとも、病む人は病むという生きる姿に回復の足取りを刻んでいるのだ。

結核で血を吐きながら亡くなった宮沢賢治は、黒いフロックコートを着て往診に来てくれた医者の言葉、「だめでせう　とまりませんな　がぶがぶ湧いてゐるですからな」に応えようとして口からは出なかった賢治の思いを、死の直前に綴った詩、「眼にて云ふ」で次のように言いのこした。「あなたの方からみたらずゐぶんさんたんたるけしきでせうがわたくしから見えるのは　やっぱりきれいな青ぞらと　すきとほった風ばかりです。」(『宮沢賢治全集2』ちくま文庫)。

患者と呼ばれる人に学ぶのは、生きることの根底にあるなにものか、いまだ知ることができずにいることへの哲学(愛智)だと、ぼくは強く思うのです。

＊「とつとつダンス」の詳細については、砂連尾理『老人ホームで生まれた〈とつとつダンス〉』(晶文社)を参照。

認知症と呼ばれる老い人との関係を考え直す

大阪大学で、「認知症コミュニケーションA・B」という授業をはじめて三年になる。シラバスには授業の紹介として、次の文章を掲載している。

授業の主担当者である西川の考えを若干述べておきます。認知症コミュニケーションとは、認知症と呼ばれている人とのコミュニケーションを指しています。認知症をどのように捉えるかには、さまざまな立場があります。ある個人に生じた医学的な問題と考えることもできれば、その人が社会生活の上で抱えこまざるを得なくなった不自由の問題としても考えられます。また、老いに関連する人生の問題として考えることもできます。具体的に認知症と呼ばれる人と関係を持つことに困惑している人もあれば、そうでない人もいるでしょう。「認知症」という言葉で一括りにできるほど、「認知症」がもたらす事態はわかりやすいものではありません。多くの問題や課題が複雑に絡み合って、どこから考えていくのがよりよい方法なのか、まだ私たちの社会は模索している途上にあります。西川は看護師としての経歴のなかで、病院や介護施設での認知症ケアに携わった経験があります。また、現場を離れてからも認知症ケアの研究を継続して行ってきました。看護師というケアの専門性から離れて認知症について考えてゆく際に出会ったのは、それまでの認識を覆すような認知症の人たちであり、その人を取り巻くコミュニケーションの多様性でした。人は、その人が置かれているコミュニケーションの磁場によってあり方を変えていくという事実があったのです。この授業では、認知症という事態に見え隠れしているコミュニケーションの根源的な諸相を、多様な立場の人たちと共に考えていくことを狙っています。認知症を特殊な問題領域と考える問題解決的なアプローチのみに終始する内容ではありません。認知症コミュニケーションを通路として、誰にでも共通するコミュニケーションの課題を追求していく授業とします。

授業は西川と、同僚で医療人類学者の池田光穂さん、統計心理学者の宮本友介さんの三人が一緒に担当している。一人の教員が授業を取り仕切るのではなく、三人の教員が各自の立場と視点から認知症にまつわる話題を提供して、受講生と一緒に小グループで対話をしてお互いの考えを吟味する。最後はグループごとに発表して教員がコメントを行う。授業の展開は予想がつかないことが多い。結論らしきものにたどり着くことも無理には望まない。授業に参加した者が、それぞれ考えたい課題を持ってかえることでよしとする。授業は隔週で午後六時から午後九時まで実施されるが、いつも話し足りない気分になる。この授業はコミュニケーションデザイン・センターの科目として、大学の全研究科の院生と学部の上級生および社会人向けに公開講座として提供されている。そして、大学コンソーシアム大阪の単位互換によって他大学の学生も履修している。また、受講生という位置づけではなく、学外からのゲストとして、認知症の人と家族の会から当事者と家族の方、認知症に関わるさまざまな職種の人にも参加していただいている。受講動機はさまざまであるが、身近に認知症の人がいてどのように対応してよいかわからないから認知症について学びたいという若者が多い。また、仕事で認知症ケアに携わっているが、いまひとつ現状に満足できないので、コミュニケーションについて学び直したいという人がいる。ゲストとして授業に参加してくださるのは、西川の学外での活動で知り合った人である。面白いことに、受講生よりもゲストの方が長期間にわたって授業に来てくれる。

そのうちの一人に、三年間続けて参加している「てるくん」という青年がいる。彼の自己紹介はいつも、「九歳から一七年間、ひきこもりをしていたてるくんです。ぼくは認知症の人に介護されて、ひきこもりから出ました」というもので、朴訥とした話しぶりから滲み出る誠実さが受講生の間で好評である。今年、彼が提出してくれたレポートが抜群の内容であった。本人の了解を得て、その一部を紹介する。

この授業に参加させて頂いて三年が経ちました。最近では「〝認知症の人〟に介護されてひきこもりから出ました」ということを自己紹介の話題にしていましたが、授業に参加しているうちに、その時、僕は果たして「認知症の人」と出会っていたのだろうかという疑問が湧いてきました。

僕が初めて絹枝さんと出会った日、二〇〇九年のクリスマスの事でした。当時、精神科医によって一方的に与えられた「精神病患者の○○様」を生きる毎日には絶望しか見出せませんでした。外来毎に増え続ける精神薬、小部屋に呼び出されて職員に説教される日々、そして隔離病棟への強制収容。そしてある日、耐え切れなくなって精神病院のデイケアの裏門から逃げ出した僕がふと飛び込んだデイサービスで出会ったのが絹枝さん、世間では「認知症」と呼ばれる人だったのです。絹枝さんは当時、精神病院で薬と説教漬けで自信を失っていた僕をいつも励ましてくれました。僕にとっての絹枝さんは「認知症」という類のものではなく、服がいつもピンクであるとか生まれが広島であるとか、頷くときに「ほぉ〜」という独特の話し方をするとかそういう生活を共にする具体的な人だったのです。当時あまり言葉を喋れなかった僕は何とか絹枝さんに楽しんでほしいと折り紙を折り始めたり、絹枝さんが好きな薄めのコーヒーを入れたりしていくうちに会うのが楽しみになって、そこへは毎日通うようになりました。

そういう当時の経験を踏まえると、いま当時の絹枝さんと自分の関係を語るとき「認知症の人とコミュニケーションしてました」とはなかなか言えない自分がいます。繰り返し同じ事ばかり言う事は専門家から見れば「これは認知症特有の」という風に片づけるかも知れませんが、その時の絹枝さんと僕の会話はそれで十分楽しく成立していました。僕も特に「何回も何回も同じ事を言って」とも思わず、偶然にも絹枝さんと僕の誕生日が一緒だった事もあって、それを伝えるたびに毎回のように「あらまあ――」と驚いてくれたという新鮮な喜びをともにできたのがむしろ面白かったくらいです。

認知症と呼ばれる人と出会うことが新鮮な喜びになることは、授業の中でも実際にあった。認知症の人と家族の会から二組の夫婦が授業にゲストとして来てくれた夜である。「私は認知症ですが、そんなこと大丈夫です。みなさんに便秘予防の体操を教えてあげましょう」と、元気いっぱいに体操指南をしてくれる男性は、過去に高速道路を逆走したエピソードを話してくれた。時に、思い出せないことは奥さんが助け船を出して話を続けた。このエピソードを認知症の病理として解剖するのは場違いで、友達の車に後続して運転していたはずの自分が怪しくなり、やがて敵に襲われると思い込んでしまって、思い切ってハンドルを反対に回した話に、受講生は手に汗を握った。また、そのことを知った奥さんが夫を心配した様子や、無事に見つかってもけろっとしている本人に呆れたりという話も、驚きと賛嘆の念で受け止められた。それよりも、受講生との話が盛り上がるうちに、男性が若い頃に情熱を傾けた山羊牧場の話から、どうやったら今の状況でも彼が山羊を飼えるかという議論になって、次々と珍妙なアイデアが出てくる教室は笑いに覆われた。認知症について語るとき、当事者本人を交えた場で話し合うことは少ない。本人不在の場では、認知症についてあれこれと問題をあげつらう議論が平気でなされてしまう。もしくは、ただ本人や家族の不幸を気の毒がる同情にながれてしまう。ともに生きる喜びや希望は、本人を抜きにした場では生まれようがないのだ。この授業では、「認知症高齢者」ということばを意識して使わない。「認知症と呼ばれる老い人」として、だれがその人を「認知症」と呼んでいるのか、そのことを抜きに議論しないように注意している。確かに、医療や福祉の場面では「認知症」という理解の枠組みが有効な側面はある。しかし、その人と出会うためには「認知症」ではわからない部分にこそ、その人の人生がたっぷりと積み重なっていることを忘れてはいけないだろう。そうはいっても、話ができない。話が通じなくなってしまった「認知症と呼ばれる人」には、ことばを通じて相手を理解しようとする側の努力は遮られてしまう。いったいどうすればよいのだろうか。相手のことを知る人からの情報に頼るしかないのだろうか。

理解とは別流の関係を切り拓くのは、身体の可能性である。このことを、ぼくに印象強く教えてくれたのは、ダンサー・振付家の砂連尾理さんである。京都府舞鶴市にある特別養護老人ホーム「グレイスヴィルまいづる」で、彼は入居している高齢者とダンスワークショップを行い、その成果発表を、二〇一〇年三月に「とつとつダンス」として公演した。

出演者の一人が認知症を抱える女性だということで、アフタートークに認知症ケアの研究者としてのコメントをするようにぼくが招待された。ぼくは前知識もなしにその公演を観たのだが、自分のそれまでの認知症に対する考え方をひっくり返された。公演の終盤近くにやっと舞台に現れた彼女と砂連尾さんのダンスは、認知症ケアに関する常識が通用しない身体同士のコミュニケーションだった。ダンスなどという枠ではとらえきれない不思議な交流が繰り広げられる。砂連尾さんの動きのひとつひとつが、彼女に引き寄せられ、彼女の想いをかたどるように線を描き、厚みをつけて漂う。やがて、ほどけるように彼女が離れていって舞台は終わった。

のちに、砂連尾さんは「その人に会うために、何度、行っても……、おぼえて、もらえない」とゆっくりことばにして、ひと息ついて瞳を光らせた直後「ゾクッとするんですよ。毎回、まっさらで向き合えるってことに」と一気に言い放ったことがある。自分の理解を踏み台にして、相手との関係に泥《なず》んでしまわない。いま、自分の目の前にいる人に身体ごと賭ける覚悟、これ以上の真剣さを、これまでの認知症ケアは持ちえたことがあっただろうか。

砂連尾さんは公演の後に日記で、次のように書いている。

二〇一〇年三月一一日

本番が終わり、今のぼくは認知症の人と一緒にダンスをするといった通常の舞台ルールではやりにくいことを、どうやってダンスや舞台という場で成立させるかということに関心があるのだということがわかった。また、認知症の人と理解し合いたいというよりは、理解し合えないかもしれない関係性に立ち帰ることが重要なのだとも思った。そしてそれを前提にすることが、これからの関係性を考えるときに、他者への尊敬と謙虚さを忘れることなく、毎回新たな気持ちで向き合い、そしてクリエイトし合えるといった関係を作り出すことができるのではないか、そこに何らかの希望を見出せるのではないかと、今回の舞台を通して感じた。

認知症と呼ばれる人と一緒に生きるということ、通常の世間のルールではやりにくいことを、どうやって普通の暮らしの場で実現していくのか。それに必要なのは、認知症を理解してからつきあうという得手勝手な理屈ではなく、互いの間に生まれる希望に向けた冒険だろう。こんなことを言うと、認知症介護の大変さを知らぬ者の言いぐさと一笑に付されかねないが、それは違う。たとえ解決のつかない問題に立ち向かっていく苦労や悩みも、それを共に担ってくれる仲間がいれば、そこには明るいニヒリズムが笑いだす。

今年の認知症コミュニケーションの最後の授業では、受講生のみんながメキシコの「老人の踊り」を踊ってみた。メキシコでは非常に人気のある踊りで、大道芸として民衆の人気を博している。老人の面をかぶった踊り手たちが、腰をかがめて杖を持って歩き出す。伴奏の音楽に合わせて足踏みをしながら、杖を繋ぎ持って列になり踊るのだ。音楽は最初ゆっくりだが、徐々にアップテンポになって、老人の列がぐるぐると回り出す。ついには後ろの老人は振り離されそうになるほどに激しさを増す。そして、またゆっくりとしたリズムに戻っていく。見ていて楽しい踊りだが、「老人の踊り」というには激しいダンスなので、実際には若者や子どもが踊る。これを受講生が踊ってみた。踊った後の感想に、「最初は楽しかったけれど、だんだんスピードについていくのに必死になって辛かった。リズムがゆっくりになってほっとした。なんだか、人生もそんな感じじゃないかなって思ってしまった」という意見があった。誕生してからの人生はスピードアップしていく一方ではない。やがて、ゆっくりとしたリズムが恋しくなる老いを迎える。そんなふうに、踊ってみて「老人の踊り」を味わったのだ。自分にできることを増やそうと息せき切って早足に生きる人生にも、終わりは必ずやってくる。メキシコでは「死者の日」という祭りがある。町には骸骨のおもちゃやお菓子があふれ、墓地で一晩中飲んだり食べたり歌ったりの陽気な祭りである。「老人の踊り」は、去年の「死者の日」に、研究調査で砂連尾さんと一緒にメキシコに行った際に見てきたのを授業に組み込んだのだ。敬愛する鶴見俊輔さんが、メキシコに関して面白いことを書いているので紹介する。

人間は死ぬから、だから許せる。そこから笑いがうまれ、死を考えることをばねとして陽気になってゆく。それは日本の仏教の教えるような寂滅の方向をさすものではなく、一種のそうぞうしさをともなっている。英国人ハヴェロック・エリスは『生の舞踏』という本を書いて舞踏として人生を見ることを教えたけれども、メキシコには骸骨の舞踏として人生を見る見方がある。

（『グアダルーペの聖母』ちくま文庫）

認知症と呼ばれる老い人との関係を考え直す入り口はどこにあるのか。よくはわからない。しかし、少なくとも現在の認知症に関する言説空間は狭すぎるから、自分の居場所を少しでもずらしてみることが大切だと感じている。最後に、砂連尾さんの名言を贈ります。「世界はロゴスで満たされてはいない」。

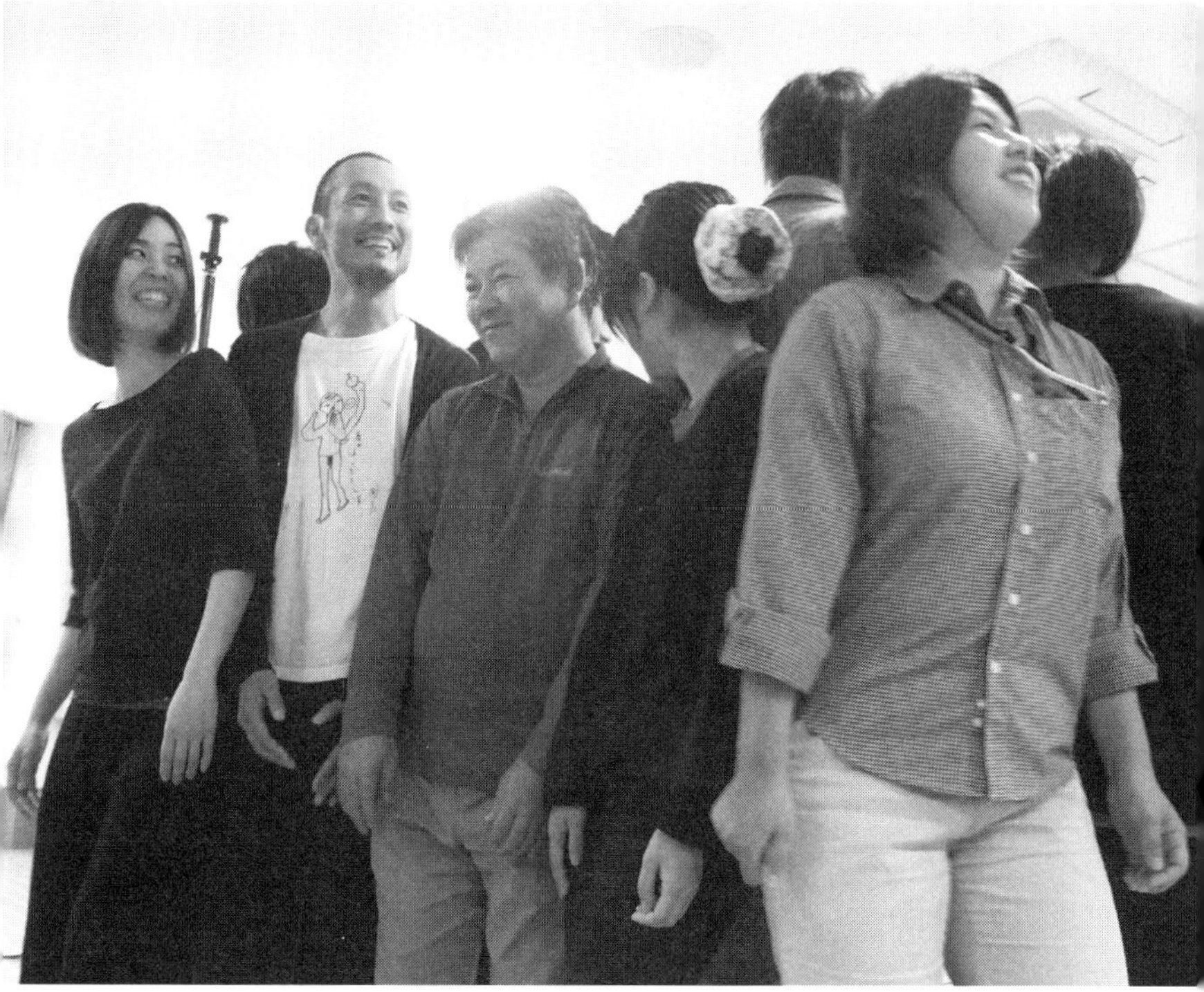

3

出会いから考える

敬愛する心理学者の浜田寿美男先生と話しているとき、「自分が写っている写真は、決して自分の見た光景ではない」と聞いて深く納得したことがある。たしかに、自分の人生を振り返っても、そこにあるのは自分以外の人ばかりなのだ。ぼくの人生は、自分以外の人たちとの出会いで埋め尽くされており、そこに自分の姿は見えない。何事においても、「自分は、ぼくは」と考えようとしていた、自分にとって天地をひっくり返すような気づきだった。自分という足場をなくしたぼくが、もう一度考えてみると、その自分が自分と出会った誰かの人生に登場しているのだということがわかって、自分が消えても誰かの中に自分は残り続けると思い、さらに不思議な気持ちになった。自分には知り得ない誰かの記憶の中で自分があり続ける。恐ろしいともいえるし、死の不安をかき消す秘術のようにも思える。まだ、よくはわからないのだ。

鷲田さん、とのこと

何か思わせぶりな題名になってしまったけれど、しょうがない。『現代思想』編集部の方から鷲田清一特集をするから、なにか書いて欲しいと頼まれて、ずいぶん迷った。書きたい気持ちは抑えきれないほどある。一方で、とてもじゃないが自分には力が及ばないという考えも強かった。結局、哲学者である鷲田清一については、他の論者に任せるとして、自分は鷲田さんがぼくの先生になってくれたことを書こうと決めた。気をつけることは、できる限り正直に書くこと。嘘のない正直というよりは、自分の気持ちに素直になるということである。ぼくが鷲田さんと二人だけのときには「鷲田先生」としか呼ばない。「鷲田さん」と呼ぶのは、他に誰かがいる場面である。これは大阪大学の臨床哲学研究室の流儀であった。だから、この文章でも鷲田さんと呼ばせてもらう。ただほんの少しの気詰りを読点に込めた。そして「のこと」ではなく「とのこと」として、鷲田さんとぼくとの出会いやあれこれを書こうと思う。ぼくの思い込みが強いこともままあるが、ぼくには事実そうなのだからお許し願いたい。

「あのな、西川君。文章は書くことがあって書くんやないで、書けることがあって、書くのでもない。書くうちに書いてしまうんや……うん。キーボードの上に指を置くやろ、そしたら打ちはじめるまで放したらあかん。書くのは手仕事なんや……」

ぼくは書くのが苦手だと、鷲田さんに相談したとき、真面目な顔で自分自身にも言い含めるように丸っこい声で教えてくれたことである。この助言は痛いほどわかるけれど、ぼくは、ほとんど守れていない。

ずいぶん昔、鷲田さんが大阪大学の副学長をしていた頃、仕事が忙しすぎて京都の自宅まで毎日帰るわけにはいかなくなって、豊中に仕事場として部屋を借りていたことがある。その仕事場に置いてあるソファがいらなくなったから、もし欲しかったらあげると言われて、もらいに行ったことがある。小ぶりのマンションの一階に仕事場はあった。小さな台所と、パソコンが置いてある窓際の小さな部屋、それに天井までの本棚に囲まれた六畳ぐらいの寝室。寝室の布団の上には本が山のように散らばっていて、とても寝る余白はない。「こんな具合やから、ついついソファで寝てしまうねん。だから、持って帰ってくれるか。西川君の働いている老人保健施設で使えるかな……」と照れ笑いしながら、ぼくにホットレモネードを作ってくれた。「マルクスも、これ飲んで勉強したらしいで」と言われて、ありがたくちょうだいする。

ぼくは甘いレモネードをのみながら、パソコンの前にあるキーボードに目をやって、驚いた。キーの上にある印字がかすれてしまっている。特にホームポジションのあたりの摩滅がすごい。布団は本の山に譲り、ソファもなくして、鷲田さんはキーボードに手を置いたまま寝るんだろうか。ほとんど知ることのない鷲田さんの日常をのぞき見した思い出である。ちなみに、鷲田さんには内緒にしておいたが、あのソファは今もぼくの家にある。

鷲田さんは一九四九年生まれ、ぼくは一九五七年生まれ。はじめて二人が出会ったのは一九七八年のこと。関西大学の夜間部があった天六学舎でのことだ。鷲田さんはこの年、関西大学の専任講師として教員生活をスタートさせる。ぼくは夜学の哲学科二回生だった。

ぼくは当時、精神科病院で無資格の看護助手として勤務していた。高校時代に学生運動に参加して中退、もう一度、別の高校に入り直して、何を思ったか哲学科に進むことになった。家計の事情で大学進学は望んでいなかったが、夜学に合格してしまった。まだまだ、青春の挫折を引きずっていた。そんなぼくだったが、入学のオリエンテーションでインド哲学の丹治昭義先生の言葉が、強烈に響いた。

「諸君は、働きながら哲学を学ぶ道を選んだ。卒業して何かになるという目当てで来たわけではないだろう。はっきり言えば、卒業なんかしなくてもいい。ここは学費も安いから表裏ひっくり返して八年間じっくりと勉強しなさい。そもそも哲学に卒業なんかはないのだから」というのだ。淡々として話すが、その迫力がすごかった。哲学科に来て良かったと思った。卒業なんかしなくていいという言葉だけは守ったけれど、じっくり勉強するというふうにはならなかった。夜勤のある仕事で体もしんどいし、学校へ通う電車賃もないことがあったから、授業にはあまり出席できなかった。入学した哲学科の同級生は確か五人もいなかったと思う。すぐに何人かは大学に来なくなった。友達も出来ずに大学に行っても仕方ないと思いはじめていた。そんなぼくを変えたのが哲学科の先輩達のしていた哲学研究会だった。三〇過ぎの中年のおっちゃんの集まりだったが、哲学史の勉強を一緒にしてくれるという。研究会の後には安居酒屋で飲み会をするのも楽しかった。みんな酒しか頼まない。おでんの盛り合わせを一皿頼んで、みなで切り分けてつまみにする。ハイデガーがどうの、サルトルがどうのと、先輩達は興奮してしゃべりまくるのだが、ぼくの知らない言葉だらけ。それがかえって気持ち良かった。哲学研究会の顧問は藤本是教授だった。関西大学出身でハイデガーの元に留学したという老教授だった。先輩達は皆、藤本先生に心酔していた。一九七八年、哲学研究会の顧問を、藤本先生から若い先生に代わってもらうことになった。「京都大学から非常な秀才だと評判の若手哲学者がくるから」と教わった。その若手哲学者が鷲田さんだった。研究会は月に一度だったと思う。鷲田さんが課題に選んだのは中村雄二郎の『哲学の現在』(岩波新書)だった。一九九二年には中村雄二郎『臨床の知とは何か』(岩波新書)が出版され、臨床哲学の水脈に通じることを考えると感慨深い。

研究会顧問といっても、鷲田さんより年下の学生はぼく一人。後の学生は六〇年代に学生運動の闘士だった人が多かった。それでも、鷲田さんが浮いた感じはなかった。いつも折り目正しい服装で、穏やかに話す言葉は学識の豊かさを感じさせるには十分だった。ぼくは哲学研究会では小僧扱いで、よくわからない話を目だけ輝かせて聞いている存在だった。精神科閉鎖病棟で日々を患者さんと過ごすうちに、哲学への関心も強まっていた。

鷲田さんの授業はなるべく出席するように頑張った。受講生が少なくぼくを含めて三人ぐらい。下手をすると出席者はぼく一人ということもあった。古い夜学の校舎の地下教室、居眠りしかける学生に鷲田さんは怒らなかった。「看護学生を教えに行ったことがあるんです。夜勤明けなんでしょうね、学生さんの目がだんだん虚ろになって、とうとうコックリしはじめる。ぼくは、何か悪い気がしてね。教える声が静かになってしまうんです。しんどいときは、気にせず寝てもらっていいですよ」と、いうのだ。こんなこともあった。「西川君、今夜の学生は君だけみたいやから、お好み焼きでも食べにいこう」。いつも腹を空かせていたから嬉しかった。どんな話をしてくれたのか、よく覚えていない。記憶にあるのは、「寒いときに、こたつに潜り込むことがあるやろ、そしたら足が向こうの掛け布団からはみ出て見える。途中の胴体は見えへんのに、なんであれが自分の足やって思うんやろな」と、ふつうの疑問のように問いかけられて唖然としたことがある。そのときには、この疑問の背景にある身体論的な哲学の知識には全く触れていない。「自分の顔って、絶対に自分では直接に観ることができへんな」と言われたときも、そりゃそうやけど、変わったこと言うなあと思った。でも、きっと何か大切なことがあるに違いない、と思わせる真面目さが鷲田さんの表情にはあった。この先生は、今までの先生とは違う。答えは教えてくれないが、問いだけは思いもしなかったことを次々と手渡してくれる。そう考えて、ぼくは鷲田さんを自分の先生にしようと決めた。ぼくが二一歳、鷲田さんが二九歳のときである。

今、手元に冊子がないので正確な年月は判らないが、関西大学の哲学科の学生がタイプ印刷の哲学論文集を出したことがある。『愛智』という小冊子で、ぼくも「ヘラクレイトスについて」という小文を投稿した。奈良の猿沢池の近くにあった古本屋で見つけた田中美知太郎訳の『ヘラクレイトスの言葉』(アテネ文庫)を元に書いたものだった。当時の自分としては、見つけがたい本と出会い、必死に書いたつもりの文章だった。この『愛智』の合評会が天六学舎の学生会館の一室で行われたとき、鷲田さんが評者として出席された。できの悪い自分にいつも優しいまなざしと言葉をかけてくれる鷲田さんだから、きっと褒められると思っていた。期待は完全に裏切られた。見たこともないような厳しい表情で、ぼくのヘラクレイトス論を批判する。勝手な断定や、論理の飛躍が多いこと、また自己に関する考察が空想に満ちたものだというのだ。ぼくには全く反論の余地はなかった。と言うより、何がそんなに拙いのか批判されている事柄そのものを理解できなかった。「自分の中に本当の自分を探そうとしたって、タマネギの皮をむいて芯を見つけようとするようなものです」と言われたことだけが胸に刻みつけられた。梵我一如などという言葉にただ寄り掛かって酔っている自分に冷水を浴びせられた気がした。この問題は、看護という仕事を続けるうちにも、ずっと気になり続けてきた。「他者の他者」としての「わたし」という鷲田さんの教えに、おぼろげながら追いつきはじめたのは、つい最近になってからという気がする。ほぼ半世紀の時を要した。なんともできの悪い学生ではある。しかし、わからないままに、それを捨て置くことができずに生きてこられたのは、鷲田さんのあの厳しさのおかげだと感謝している。

精神科病院での看護の仕事に、巻き込まれ、のみ込まれ、気がつけば大学への足は遠ざかり、看護専門学校へ通うようになっていた。学校で知り合った同級生と結婚し、子供も生まれた。周りが危ぶむような幼い夫婦であった。妻の病気と長期入院、あれこれが重なり離婚という破局を迎え、自暴自棄の生活がしばらく続いた。関西大学は結局、中退したけれども、鷲田さんと仲良しだった植島啓司先生の授業にだけは、隙を見つけてもぐりで受けに行っていたのだ。天六学舎はもぐりのしやすい慣れた夜学だった。関西大学で鷲田さんと話した最後の日はよく覚えている。授業の帰り、一緒に天六の駅まで歩いていた途中で、鷲田さんが本屋に立ち寄って女性雑誌を買い求めた。そして、ぼくにくれたのである。『マリ・クレール』というおしゃれな雑誌で、ぼくは見たこともなかった。「これに連載をはじめたから、読んでくれるか」といって「モードの迷宮」の第一回のページを指し示した。鷲田さんは駅で別れ際に「西川君も、こんなふうに文章を書けるようになりや」

と笑っていた。あり得もしないことをいう人だなと思っていたが、二〇年後にはそれが実現した。不思議といえば、不思議である。

しばらくして、鷲田さんが関西大学をやめて大阪大学の先生になったと知ったときの落胆はひどかった。国立の大阪大学になど恐れ多くて近づけないと諦めるしかなかった。鷲田さんとは一〇年以上も会う機会はなかった。本だけは読み続けたが、最初の著書である『分散する理性』(勁草書房〔のちに講談社学術文庫。『現象学の視線』と改題〕)は何度読み返しても歯が立たなかった。今でも、時折読み返すことがある。言葉のあれこれが、若い頃とは違い少しはなじみのあるものになっているが、やっぱり難しい。死ぬまでに、どれくらい納得して読めるようになるのだろう。この本を書いたころの若い鷲田さんは、年老いた今のぼくの先生でもある。

鷲田さんとのぼくの関係が再燃したのは、ぼくが四〇歳になるちょっと前のことである。その頃のぼくは、再婚して生活も大分落ち着いていた。職場も精神科病院から一般病院の血液透析センターに移って透析看護に熱中していた。上司や同僚に恵まれて研究発表なども積極的にするようになっていた。「資格を取ったらおとなしくしとけよ」といわれていた精神科病院とは大違いだった。ぼくはここで、精神科看護の経験を生かしてサイコネフロロジーを透析看護に取り入れようと考えていた。もちろん透析技術の勉強も頑張って、透析技術認定士の資格も取った。同時にターミナルケアに興味を持ち、院外の研究会活動にも参加しはじめ、透析中止を希望する患者さんと出会ったりもして、医療・看護だけでは解決のつかない問題に悩みはじめてもいた。

そんなとき、新聞で小さな記事を見つけて胸が躍った。一九九七年のことである。「大阪大学の鷲田さんが臨床哲学を提唱」という見出しで「哲学はこれまでしゃべりすぎてきた……。〈聴く〉こととしての哲学の可能性を考えてみたい」という言葉が紹介されていた。また研究室が『臨床哲学ニューズレター』を創刊したと報じていた。ぼくの目は釘付けになり、記事にあった研究室の電話番号に連絡をする。自分の住所を伝えて、郵送をお願いしたのだ。研究室から冊子が届くのと同じ頃、鷲田さんからはがきが届いた。君のことは覚えている、久しぶりに会わないかというものだった。約束の日、天王寺で待ち合わせて中華料理屋に連れて行ってもらった。店の二階に上がり、餃子を注文してビールを飲ませてもらった。空白の一〇年間をぼくは話し続けた。看護師として患者さんに感謝されるどころか、憎しみの対象にさえならざるを得ない状況を何度も経験したことや、理解できないこと、解決できない問題に押しつぶされそうになる自分が、看護師という立場に閉じこもってしまい生きた言葉を失ってしまうことなど、どうしようもなく情けない看護を患者さんの我慢が支えてくれていると思う反面、看護研究などでは立派な成功談が横行して、自分もそれに加担しそうになっていることなどを話したと思う。愚痴にしかならないような話を鷲田さんは聴き続けた。空のビール瓶が何本か並び、ようやく鷲田さんは、臨床哲学にかける自分の思いを話してくれた。そして、「西川、おまえは患者さんの話を聞くしかなかったんやろ。それでええんや、相手のために何か役に立つこと言った覚えがないんやろ。それを臨床哲学の研究会で話してほしい。ぼくがやろうと思っている聴く哲学はそこからはじまるんやから」というのだ。ぼくは一瞬、耳を疑ったが、鷲田さんはじっとぼくを見つめている。ぼくは黙ってうなずいた。

臨床哲学研究会は大阪大学の待兼山会館で開かれた、五〇名ほどの参加者があったように思う。ぼくは大学の門を入るときから緊張していた。門番の守衛さんに呼び止められたらどう説明しようかと真面目に考えたほどだ。だが、ある準備だけはしておいた。発表の前にトイレで看護師の白衣に着替えるのだ。ファッションを哲学する鷲田さんの目を意識してのことである。「臨床看護の現場から」と題して白衣姿で発表した。発表は録音しておき、後で妻がテープ起こしをしてくれたので原稿にした。これが、『臨床哲学ニューズレター』の第二号に掲載された。この発表を契機にして、ぼくの臨床哲学への、のめり込みがはじまった。臨床哲学研究室では金曜日の六限目に、外部の人をゲストに呼んでグループワーク的な授業をしていた。この金曜六限は、臨床哲学の本拠地になっていく。この授業への参加を認めてもらえたので、ぼくは舞い上がってしまった。あれほど熱中していた透析看護の職場を離れて、大阪大学の近くにある老人保健施設に転職したのだ。金曜六限に参加するためである。正式の学生ではないのだから、単位を取得するわけでもなし、動機は鷲田さんと会いたいことだった。天王寺の中華料理屋で鷲田さんが情熱的に語った臨床哲学の活動になんとしても加わりたかった。鷲田さんから「周りの哲学科院生にコンプレックスを持つ必要はない。彼らが持っていない西川の臨床現場の経験をぶつけたら面白い」と元気づけられた。ただ妻子ともどもに離職して引っ越してきたのには吃驚していた様子だった。

新しい職場は新規に開設された老人保健施設で、看護師の応募が少なくて困っていたところだったらしい。ぼくははじめて看護主任として雇用された。まだ経験のない若い介護職員と一緒に認知症のお年寄りの介護をすることになる。金曜六限にだけは出席できるように勤務を組んでもらい、看護師長であるシスターからも応援してもらった。事務長も信仰心の強い人で、ぼくのために「ケアの哲学を求めて」という話を玉造カトリック教会でする機会をつくってくれた。ぼくは哲学する看護師として職場で扱ってもらうことになった。このことが、ぼくの哲学への思いを一層強くしたのは間違いない。哲学の臨床的転回に呼応する臨床現場の哲学的転回を、自分の目指すこととしてはっきりと意識することができた。現場での経験をことばにして金曜六限のメンバーと話し合うこと、そして、できるだけ文章にすることも促された。鷲田さんは自分に執筆依頼しに来た編集者にぼくのことを紹介し、文章を書く機会を何度もつくってくれた。医学書院の『精神看護』という雑誌に〈職場のエロス〉という連載を持てたのは鷲田さんのおかげだ。書き慣れない文章に四苦八苦しながら書き上げた草稿を、ファックスで鷲田さんに送っては助言をもらっていた。看護現場でのエッセイなのだが、終わりに自分の反省や感想めいたことを書くと、「これは余分、読者にまかせなさい」と教えられた。話を自分だけでまとめるのは良くないんだと思った。書く以上に読む本が増えた。金曜六限で耳にした本をできるだけ読むようにしたからだ。自分の読書量の少ないこと、読みの浅いことの自覚は、金曜六限でいろんな人たちと話ができたから生まれたのだと思う。夜学で哲学青年ぶっていた頃よりも、はるかに強い情熱が生まれてきた。金曜六限の教室から一歩でも外に出ようと、院生たちを誘っては、あちこちに哲学カフェの企画を持ち込んだり、ターミナルケア関係の全国研究会の実行委員に誘ってみたり、自分の勤めている老人保健施設にボランティアに来てもらったりもした。自称臨床哲学の大ファンとして活動しているつもりだった。

あるとき、鷲田さんが「西川君にも、ぼちぼち授業料を払ってもらおうかな」とつぶやいたのだが、大学を中退して四〇も過ぎた自分がいまになって、それも大阪大学の大学院などに授業料を払える訳がないと、返事もしなかった。でも、鷲田さんは本気でぼくを入学させようと考えていたのだ。同僚の中岡成文さんも同意しているということで、教授会に諮ってくれた。大学卒業と同等と認めるような業績を提出せねばならないということで、鷲田さんと再会してから書きためたものをまとめて提出した。前例のないことで教授会の許可は簡単にはおりなかったが、粘り強く教授会で申し立てをして、二〇〇〇年に大学院の入試受験資格を認められることになった。誰よりも、いつも世話をしてくれている中岡さんが喜んでくれた。社会人入試で合格し、臨床哲学の大学院生になったときには、興奮し何日も眠れなかった。仕事は以前と同じくフルタイムであったので、出席できる授業は少なかったが、生涯忘れられない授業の思い出がある。

ある日の午後、鷲田さんの講義に出席した。美学棟の一階にあった教室は学生でいっぱいだった。鷲田さんは人気の教授で学生が競って受講を登録する。学生たちは騒がしいというわけではないが、鷲田さんが静かに入ってきてノートを見ながら講義をはじめても、まだ何人かは私語をしている。鷲田さんの声がより低く小さくなり、私語が目立つと周囲の学生からにらみつけられて、すぐに私語はやんでしまう。すこし鷲田さんの声が聞こえやすくなる。鷲田さんの講義は配付資料もなく、板書もほとんどないので、しっかり聴くしかない。ぼくも窓から差し込む陽を気にしながら、講義を聴いていた。

「正しいものに従うのは、正しいことであり、最も強いものに従うのは、必然のことである」というパスカルのことばを紹介した後、強いものに従うのが必然ならば、このことばを裏返して「弱いものに従うということは自由ではないのか」と続いた。ぼくは、このことばを聴いた途端、背中に電撃が走った気になった。窓からの日差しも眩しくぼくを包んだ気がした。何が起こったのだろう。まわりの学生は別段変わったふうもない。自分だけが、格別の光に照らされている奇妙な、でも泣きそうなぐらいに心は震えている。ぼくは信じられないくらいに感動しているんだと気づいた。弱さに従う自由、これがぼくが求め続けていたことなのかもしれない。考えが追いつかないが、確信に近い気持ちがわき上がってくる。もう、鷲田さんの声は聞こえていなかった。ここに来て良かった。本当に良かった。ぼくが看護師として歩んできた道は、自由への道だったんだ。この話は、後に鷲田さんが『〈弱さ〉のちから』(講談社)という著書で文章にしている。講義は出版前のもので、はじめて聞く話だった。若い頃の鷲田さんも、好んでパスカルのことばを教えてくれたので、『パンセ』(前田陽一・由木康訳、中公クラッシックス)はぼくの愛読書だった。「人間は、天使でも、獣でもない。そして、不幸なことには、天使のまねをしようとおもうと、獣になってしまう」ということばが、自分に似合いのことばだとずっと思っていた。臨床哲学のケア班で、ケアを考える際にも「傷つけるケア、ケアの暴力性」などといった視点から議論をすることが多かった。でも、自虐はかえって裏返しの偽善かもしれないという迷いから抜け出せなかったのだ。「弱さに従う自由」という考えは、この閉塞感を打ち破ってくれた。

ここまで書き進めてきて、この調子ではいつまでたっても二〇年以上前の話で終わりそうな気がしてきた。二〇〇〇年に社会人院生となって以来、無我夢中で臨床哲学を追いかけてきた気がする。鷲田さんはその後、研究科長、大学の副学長、そして総長へと立場を変えていき、直接にお会いする機会は減ってきた。にも拘わらず、ぼくの人生に対する鷲田さんの影響は、ますます大きくなっている。二〇〇三年から五年間、京都市長寿すこやかセンターの研究員として鷲田さんと一緒に研究活動をするようになり、臨床哲学以外の様々な研究者、実践家の影響を受けるようになる。また、二〇〇五年から一一年間、大阪大学コミュニケーションデザイン・センターの特任教員として仕事をすることにもなった。時間的にも看護師時代とは比べものにならない余裕ができて、様々な人たちと関わりを持つようになった。ダンサーと一緒にワークショップをしたり、釜ヶ崎のおっちゃんたちと哲学の会や芝居をしたり、ロボットの研究者と一緒に研究したりと、節操がないというか、面白そうなことには何でも首を突っ込むようになった。いずれも鷲田さんとの関係が生み出した変化である。幼い子供が、見守る親を振り向きながら、徐々に一人で歩きはじめるように、ぼくも勝手に好きなことをしはじめたともいえる。鷲田さんは黙って面白そうに見守ってくれている存在だった。自分のちょっとした仕草が、親譲りのものであることにびっくりするように、ぼくの活動にも鷲田さんが知らないうちに住み着いていると思うことがある。こうなると、どこまでが自分で、どこからが鷲田さんの影響なのか判然としなくなってくる。

小さな子供を抱きかかえて「高い、高い」と放り上げて喜ばせる遊びがある。ぼくは鷲田さんに何度も「高い、高い」と背の届かない宙へと放り上げられ、自分の重みから自由になった可笑しさに笑い続けてきた気がする。もちろん、しっかと受け止めてくれる両手を信じているから笑えるのだ。密着することなく放り出されて、見知らぬ世界を垣間みる驚きと喜び。鷲田さんが誘ってくれた臨床哲学の面白さは、こんなところにあるとぼくは思っている。最後に一つだけ、ぼくが鷲田さんに褒められたことを書こうと思う。鷲田さんはいつも、いたずらっぽく、ぼくに何かを仕掛けて、それを面白そうに見ている人で、面と向かって褒められたことは一度しかない。それは、鷲田さんが大阪大学をやめて大谷大学の教授をしている二〇一四年、大谷大学西洋哲学・倫理学会の秋期公開講演会で「ケアを哲学する」という発表をしたときだった。発表前に鷲田さんから「哲学の学会でのデビューやな」と言われて、こりゃ、まずいなと思いながら演台に立ったことを思い出す。原稿もなしで思いつくことをしゃべり続けるスタイルなので、自分でも何を言い出すか予め判らないことがあるのだが、そのときは釜ヶ崎で知り合った藤やんという人がぼくに残してくれた大学ノートを五冊手に持っていた。一時間ほどの講演で、はじめは自分と看護、臨床哲学との出会いなんかをしゃべって、最後に藤やんのノートを見ながら、釜ヶ崎で知り合った彼との話をした。

大阪大学で仕事をするようになって、しばらくして、ぼくは生まれ故郷の大阪市阿倍野区へ転居する。日本一高いビルといわれたあべのハルカスの近所だ。そこから釜ヶ崎は徒歩で一〇分ぐらいのところにある。釜ヶ崎は通称で正式な地名ではない、元日雇い労働者の集住するドヤ街を指す。高度成長期も終わり、労働者の町は孤独な高齢者の町へと変貌していた。そこでユニークな活動をしていたココルームというアートNPOと知り合いになり、ぼくは釜ヶ崎に足を運ぶようになった。二〇一二年には西成市民館の一室を借りて「哲学の会」をはじめて、ふらっとやって来るおっちゃんたちと哲学カフェのようなことをする。最初のテーマは「しあわせ」だった。「死」をテーマにしたとき、焼酎の匂いをプンプンさせて、「俺はがんで、もう助からんから病院から逃げてきた」というおっちゃんが入ってきて、みんなで盛り上がったこともある。どんな人がやって来るか見当がつかない、いままでやってきた上品な哲学カフェとは違うのが、ぼくにはドキドキするほど面白かった。この噂を知ってか、鷲田さんが突然やってきて吃驚したことがある。ぼくは何知らぬ顔で、鷲田さんを紹介することもしなかった。全く無名の人としておっちゃんたちと一緒に鷲田さんは時を過ごした。会が終わり、ぼくがかすかに目礼すると、にんまり笑って鷲田さんは帰っていった。そんなこともあったが、楽しく哲学の会を遊んでいるうちに、二〇一三年七月から西成区がはじめた「ひと花センター」というところで対話プログラムの進行役をしてほしいという依頼がやってきた。ぼくは哲学の会を一緒にしている同僚の宮本友介さんと一緒に引き受けることにした。このセンターは、西成区の単身高齢生活保護受給者の社会的つながり事業というのが目的であった。あいりん地区(通称、釜ヶ崎)に住む引きこもりがちな人たちをメンバーとして登録し、様々な活動を通じて社会活動に参加してもらおうというものである。宮本さんと相談して、ぼくたちが進行役を務めるプログラムの名前を「あっこちゃんの会」と決めた。正式名は「アジール呱々《ここ》の声」で略称を「あっこちゃん」とした。藤やんは、あっこちゃんの会の最初の参加者であった。彼は三年近い路上生活を経て、二〇一三年四月に生活保護を受けることになり、ひと花センターにやってきた。ぼくのことを彼は「西やん」と呼んで楽しそうにプログラムに参加してくれていた。歯が一本しか残っていない彼の笑顔はとても人なつっこいものだった。その彼が末期がんを宣告されて余命三か月と知らされる。はじめは車椅子に乗って「あっこちゃん」に来てくれていたのだが、それも無理になってしまった。そこで、ぼくが彼のアパートへ、ベッドサイドへ向かうことにしたのだ。ベッドの傍らで聴く藤やんの話は、グループで話し合う「あっこちゃんの会」とは違ったものになっていく。彼の過酷な生い立ちや、母親との確執や、路上生活で受けたひどい仕打ちなど、そして希望が見えたと思った途端の末期がんの話は、一気にではなく、ぽつぽつと、ぼくの訪れの回数と共にこぼれるようにしてつぶやかれた。ぼくは聴くしかないと思ったが、藤やんは「西やんと哲学がしたい。なんで、いま自分がしあわせやと感じているのか、それがわからん。なんでやろう。一緒に考えてほしい」という。ぼくは、決心して「そうしよう。それから、ぼくらの話を記録してもらおうや、ぼく一人で聴くにはもったいない話やとおもうから」と話しあって、彼も同意してくれた。ぼくは同僚である映像作家の久保田テツさんにこの話を持ち込んだ。

久保田さんは、ぼくがＡＬＳの患者さんのお宅に訪問し、家族と話すのを記録した『眼のことば』という作品を制作したり、ダンサーの砂連尾さんが舞鶴の特別養護老人ホームのお年寄りとダンスワークショップやダンス公演「愛のレッスン」をするのを映像化したりしてくれた人である。

　久保田さんとぼくは一緒に藤やんのアパートに通うようになった。藤やんが危篤状態になったという知らせを聞いたときにも、大学の授業を同僚にまかせて、ぼくと久保田さんは釜ヶ崎に駆けつけることができた。彼の希望通りに、大谷大学の講演会で藤やんのことばをノートを見ながら話せたことで、ぼくは最後に「哲学はやっぱり一人ではできないと、つくづく思いました。自分から出発するのではなく、目の前にいる相手からはじまるのがケアであり、臨床哲学だと思います」と話をまとめた。講演のあと、鷲田さんは「哲学は一人じゃできない、相手が必要というのはぼくと同じやな」といってくれた。このとき、ぼくははじめて褒めてもらったと思えた。講演から数年後、ぼくが藤やんのことを書いた文章に目をとめて、鷲田さんが『朝日新聞』の「折々のことば」で、藤やんのことばを紹介してくれたとき、藤やんの面影に「これを書いたのが、ぼくの先生、鷲田先生やで。おおきに、藤やん」と何度も呼びかけていた。

中井久夫は渋い——ナースだった男がしびれたこと

中井久夫さんに初めてお目にかかったのは、二〇〇五年頃だったと思う。医学書院の編集者と一緒に、中井さんが兵庫県の有馬病院で講義をされた日に同行したのだ。医学書院の『精神看護』が中井久夫特集を組んだ際に、ぼくが一文をものしていたことが機縁になった。中井さんは兵庫県、ぼくは大阪府に在住していたのだが、たまたま当日は二人とも、別件で東京にいた。それで、新幹線で新神戸までご一緒することになったのだ。顔なじみの編集者が二人もいることは、ぼくにとっては何よりの安心だったが、精神病院でナースをしていた頃から尊敬し続けていた先生に間近でお会いすること、車中では何か応答せねばならないことを考えると、光栄だという気持ちをはるかに越えて、胃が縮む状況だった。

おそらくは、精神科の診察室を初めて訪れる患者のような顔をしていたに違いない。車中でどんな会話をしたのかは、ほとんど忘れてしまったが、中井さんは気さくな感じで相手をしてくれたので、緊張した身体があっという間に溶けたのを覚えている。ただ、話の合間に中井さんが手元にあるグラフ用紙に何かをメモしている仕草は気になったが、会話の流れを遮るようなものではなかった。新神戸駅に着いてから、中華料理屋でオマール海老のチリソースというご馳走をご相伴したことは忘れられない。初対面から数時間後には、指も口も真っ赤にして海老を頬張っていられたのは、中井さんの不思議な魅力によるものだ。楽しすぎた昼食で、有馬病院にはタクシーで飛ばすことになったが、講義は慌てた素振りもなく穏やかにはじまった。中井さんが講義中にちらりと視線をやるのが、先ほどのグラフ用紙だったことに、ぼくはひどく驚いた。車中では、くつろぎの気分を漂わせてぼくを安心させてくれたのだ。まさか、同時に講義内容を考えているなどとは思いもつかなかった。精神科診察室で練り上げられた名人芸なのかもしれない。この出会いの後、もう一度中井さんとお会いしたのだが、そのときもぼくの話を聞きながら勘所になると、さりげなくメモされる姿は同じであった。自分が話したことを目の前で書かれると圧力を感じるものだが、軽い頷きを返してもらうような気楽な感じがするのである。精神科医としての実力であろう。

さて、ぼくが精神病院でナースをしていた頃に話を巻き戻して、精神科医、中井久夫との出会いを考えてみる。ぼくはナースの資格を取ってから働いたのではない。二〇歳そこそこのぼくは夜学の哲学科に在籍しながら、無資格の看護人として閉鎖病棟に足を踏み入れた。母が勤めていた病院に縁故で就職したのだ。ぼくが希望したわけではない。定職につかず、つけそうにもない息子を何とかしようと母が企んだ結果だ。ぼくは思春期の頃から非行が目立ちはじめていた。両親が寝床でぼくのことを話し合っているのを盗み聞きしたことがある。「勝を寺に預けるか、精神病院に入れるか」という内容であった。翌日に、ぼくは家出をしたが、結局は母の思うつぼにはまったのだ。患者だったかもしれない自分が、無資格にもかかわらず白衣を着せられ、患者から先生と呼ばれることになってしまった。長続きはしないだろうと、自分では思っていた。が、一五年間の精神科看護は、ぼくの核となって今もある。最初は閉鎖病棟の患者たちに目を奪われていた。わからない人たちだった。自分のことに夢中だったぼくが、人のことで頭を悩ますようになっていた。また、患者と同じくらい精神科医も、ぼくにとっては、わからない人たちであった。古い因習で先生と呼ばれる看護人の自分とは違う本物の先生が何を考えているのか、わからないのだ。ドイツ語で書かれたカルテを辞書の助けを借りて読んでみると、食欲良好・睡眠良好ということが飽きもせずに書き連ねてある。診察場面を横で見ていても、わからない。ほとんどの患者は数十年の入院歴を有しており、外泊はおろか外出さえかなわない日々を送っていた。どこに医療があるのだろうか。精神科というところは、病気の正体も目に見えなければ、その治療も目には見えないのかと思った。生きた哲学を学ぶには、精神科医療の現場に身をおくことが大切だろうという期待を裏切られた気分になった。しかし、ぼくは病院を辞めなかった。自分でもよくわからないが、看護学校に進学しようと決めた頃には、患者と呼ばれる人の魅力に負けてしまったのだ。先輩ナースの振る舞いにも、説明はつかないがある種の魅力があった。ときおり病棟に現れる精神科医だけがわからないままの存在だった。

転機は突然やってきた。病院に新しい青年医師が着任したのだ。彼は思春期外来をはじめるためにやってきた。小柄だが堅太りした童顔の医師で、早口でしゃべりまくり書きまくる。ラグビー選手だったらしくエネルギッシュな行動は、病棟のよどんだ空気を一変させるような勢いがあった。新入患者のカルテは日本語で患者の生育歴や家庭環境、入院までのエピソードの詳細が読みやすいペン字でびっしり書き込まれていた。彼は病棟の看護職員に強い協力を求めた。「特変なし」で覆われていた看護記録を改善し、看護者の見たありのままの患者の姿を記述するのだ。診察の後、必死にカルテに向かい、患者とのやりとりを書き留め、自分の医師としての判断や疑問を書き込む姿は、ことば以上にぼくたち若い看護者に響いてきた。熱型表の下部に僅かにあった看護記録の欄は、カルテと同じ用紙に変更された。准看護師になったばかりの若いグループが競うように看護記録を充実させていった。青年医師はその看護記録を丹念に読むために、しばしば病棟を訪れ、カルテに看護記録の要点を転記した。彼の主導で病棟カンファレンスも開かれるようになった。ぼくにとって、精神科治療の姿が見えはじめたのは、この医師のおかげである。彼が一冊の本を手渡して、自分はこの人の教えを受けたと熱く語ったのが、ぼくが中井久夫の名前を知った日である。その本、『精神科治療の覚書』(日本評論社)は看護学校で学んだことの無力さに喘いでいたぼくたちの力強い味方となった。院外ショッピングの試みや、煙草の厳しすぎる制限の緩和など、到底無理だと思われていたことに、この本に影響された看護職員たちが取り組むようになっていく。中井さんは姿を見せなくても、ぼくたちの病棟を治療してくれたのだ。

本を読むということに熱心ではない人も、中井さんの本を読むと夢中にさせられるところがある。『こんなとき私はどうしてきたか』(医学書院)という著書もあるが、中井さんは「私」を抜きに話を展開しない。つまり一般論ではない具体的な体験からはじめる。そのリアルさは読者を巻き込む力に満ちている。読者にとって著者の顔が見えるということだ。

また、その文体は声の調子までも伝えてくる。対面して話しかけられているように思えるから、中井さんのことばに応答するために考えはじめて自分のことばを探す。読書が何か知識を得るための勉強から、一歩踏み越えて個人的な対話の経験へ、中井さんと共に探求の道行きへと経験の相を深めてくれるのだ。

ただ、「私」に閉ざされてしまった話は視点が固定されてしまい、奥行きに欠け幅の狭い世界に安住する誤りに落ち込む危険がある。そこで、中井さんは一気に「私」を飛び越す離れ業も見せる。地を這うような視点から見晴らしの良い山上へと思索をのばす。専門的な学術用語では伝えきれないことがらを巧みな比喩で印象深く切り取り提示してくれるのが中井さん一流のやり方でもある。普通のことばの豊かさが、ときに箴言のように読む者の胸に刻まれる。中井さんの名著、『看護のための精神医学』(山口直彦との共著、医学書院)に、次の文章を見つけたときの感動は忘れられない。

「理解」はついに「信」に及ばない。

患者にたいするときは、どこかで患者の「深いところでのまともさ」を信じる気持ちが治療的である。信じられなければ「念じる」だけでよい。

ウーム、渋いと、感嘆する以外にないのだが、いつまでも中井さんのことばに、しびれているばかりではすまされない。しびれは、やがて変容してむずむずした促しになって迫ってくる。ぼくの場合、自分の看護実践を振り返って「理解」でもなく「信」でもない、その狭間にある「ためらい」が、実感に即しているという考えを持ったことがある。今でも、その考えに変わりはないが、信じられなければ「念じる」だけでよい、という中井さんのことばは背後で鳴り響いている。理想を断言したようにみえても、それが叶わぬ相手を追いつめない寛容があるのだ。そして希望につながることばを忘れずに言い添える。ここが、中井久夫の渋いところだろう。ぼくが敬愛する哲学者、九鬼周造の『「いき」の構造』(岩波文庫)に、渋みについての考察がある。彼はいう。「渋味は地味よりも豊富な過去および現在を持っている。渋味は甘味の否定には相違ないが、その否定は忘却とともに回想を可能とする否定である。逆説のようであるが、渋味には艶がある」。

中井久夫の魅力は、決して口当たりの良い甘味ではない。一生に一度あるかないかの精神の危機に遭遇した病者と、慎重に歩みを共にした者だけが味わう渋味がある。相手の足取りと自分の足取りを共に気遣うことなしには同行は叶わない。人を援助する気でいる者は、とかく甘い夢を見がちで、自分の歩調に過剰な自信を持ちすぎる。医療であれ福祉であれ、弱く小さくされている人への援助を志す者には、中井さんの渋さは良薬のように効いてくる。精神科、血液透析、高齢者介護と二十数年にわたってナースとして働いたぼくは、幾たびも困惑のうちで、中井さんのことばに力づけられてきた。

最後に、ナースの仕事から離れてしまった今のぼくは、前よりいっそう中井さんの本を読みたいと思っている。よりよく生きるために、老いを生きるために、あの渋さを我が身にまといたいのだ。今のぼくはナースとして患者さんと向き合う仕事をしていない。が、自分が精神科ナースであったことは、自分にとってかけがえのない経験であり、臨床哲学を志す生き方に向かう大きな力になっている。臨床哲学が生まれ鍛えられるのは、苦しみ悩む人と出会う現場以外にはない。自分の目の前にいるその人と、ともに居ることを何よりも大切にしなければならない。どのような言葉が交わされるかは、それが身に沁み込むかどうかが肝心で、声による振る舞いに細心でなければならない。このことを、ぼくは認知症と呼ばれる老い人との関係で学び続けている。ナースだったぼくが臨床哲学の実践を試みたのは、病院や施設以外の場で認知症ケアや認知症コミュニケーションを考えることであった。ようやく自分も還暦を迎える頃になって、老いの姿がほの見えてきた感じがするが、実際に老いを生きていく途上になければ気づかないことは多いだろう。ただ生きるのではなく、その生の意味を人との関わりの動きの中でとらえ直す工夫と努力に必要な知恵は、中井さんが臨床実践を記述した文章に多くのヒントがあるはずだ。若い頃のように興奮して読むには力がないが、何度も読み返し、考えては忘れて、また考えては忘れてのお付き合いの中で、気がつけば燻し銀のような鈍くても渋い知恵の光を放つようになるのが、ぼくの見果てぬ夢である。

記憶のかけら——陸軍看護婦になった母

はじめに

これから書こうとする文章は、ぼくの母が第二次世界大戦中に南京で陸軍看護婦になった経緯である。彼女は現在八二歳、大阪府堺市の府営住宅で一人暮らしをしている。あまり親孝行でない息子のぼくが、「従軍看護婦の話を聞かせてくれ」と訪れたとき、「私は普通の看護婦とは違うんやで」と少し誇らしげに話しはじめた。

親子のインタビューではうまくいかないかもしれないと、聞き上手の女性を同伴した。しかし、思い出を勢いよく話し続けることもあれば、ときにぽつぽつと途切れてしまうこともあり、六〇年以上過去の光景は容易には焦点を結ばなかった。

記憶のかけらは大小さまざまで、その輝きも色合いも異なる。触れれば指を傷つける鋭利な破片や、口に含みたくなるような飴玉が、明滅する靄のなかに散在するかのようだった。

四八歳のぼくが、今までまるで知らなかった「母」に初めて向き合った体験を、多少なりとも読者に伝えよう。彼女の話から透けて見えるのは、単に個人の思い出ではない。戦争という歴史のなかで、ある女性が看護にかかわった物語でもある。

やんちゃ娘、南京に渡る

母の名前は、西川澄《すみ》。一九二三(大正一二)年五月七日に福岡県門司市(現在の北九州市)で生まれた。その父・治郎平は福岡警察の巡査であった。治郎平は早くに両親を亡くした孤児で、成人し、成功を夢見てフィリピンに渡るが、赤痢に罹って強制送還。その後、独学で巡査になった人である。母・トミは県立門司高等女学校卒の塩田庄屋の娘であった。治郎平の上司だったトミの兄の勧めで結婚したらしい。澄の上の姉は死産で、五歳下の弟との二人姉弟である。

澄は、幼いころに引越しと転校を繰り返す。巡査の父の転勤が多かったせいである。一九三五(昭和一〇)年ころには、もともと病弱だった母が結核で寝たきりになってしまう。当時、結核は最も怖れられていた病気である。感染しないよう三軒長屋の二軒に両親と別れて暮らし、母の看病をしながらも厳しく躾けられたという。「あんたは駐在さんの娘なのだから、しっかりしなさい」と何事にも厳格な明治の女は、男の子を連れては喧嘩するやんちゃ娘にとって煙たい存在のようであった。

トミは、ナイチンゲールの話をよくしたらしい。ナイチンゲールが傷ついた子犬の手当てをしてやったこと、兵隊たちの憧れの的であったことなどを聞き、澄は「看護婦になりたい」と思う。しかし、父に「職業婦人は許さん」と釘を刺されてしまう。

そのころ、トミの母校の入試に失敗。一三歳で小倉の勝山女学校に入学したが、親戚からはずいぶんバカにされたらしい。鬱々とした気分から逃れられない日が続く。母の看病と弟の世話、父の帰りは遅く、遊ぶこともままならない。このころ治郎平は、職権を濫用し、ニセの骨董品を売るなどして薬代や生活費をまかなっていたらしい。

一九三八(昭和一三)年、母・トミが亡くなる。このころから澄の生活は乱れ、まじめに登校しなくなる。喫茶店に寄ってはコーヒーとケーキを頼み、学校をさぼっていたという。翌年には、弟の世話を澄に押しつけるのはかわいそうだと、父が再婚。相手は、無声映画の楽士《がくし》（音楽を演奏する人）の妻だったリンという人。トミとはまったく違う派手なタイプの女性であった。おまけに一人連れ子がいて、それが澄より一つ年下の賢い女の子だったからおもしろくない。やさしい継母ではあったが、しっくりせずに家に居づらい思いが募る。澄は素行不良で退学となり、体裁が悪いからと治郎平も警察を辞し、沖仲仕《おきなかし》（船舶内で貨物の積み降ろし作業に従事する港湾労働者）の会社に会計として再就職。官舎を出なければならず、リンの兄の家に同居することになる。

一七歳の澄は、いよいよ家を出ることを考えはじめた。川端（福岡市博多区）の映画館で案内係のアルバイトをしてお金を貯め、一九四〇（昭和一五）年秋、年上の女友達とついに家出を決行する。「一緒に連れていってくれ」と頼む弟を騙して置いてきたことが忘れられないという。

行き先は大阪。汽車を待つ途中、門司で遊んでいるのを父の元同僚に見咎められたが、うまくごまかし大阪に着き、天六（大阪市北区の繁華街）のカフェ「天竜」でレコード係に就職した。一緒だった友達は、同じカフェの女給になった。当時のカフェは、男の人が遊びに来る場所で、女性はみんなきれいな格好をしていた。もうすぐ正月だというのに、澄は着物が一枚もないので、家を出て以来初めて、「着物を送ってくれ」と父に手紙を書く。一九四一（昭和一六）年、治郎平は上の橋（福岡城の近く）に間借りしていた。「離婚したから、福岡に戻って来い」と言う治郎平のもとに帰り、いろいろと相談するうち、中国に渡る話が出てくる。二人とも日本に嫌気がさしていたのだ。

一九四一年、治郎平と澄は長崎から出航する。上海から陸路、国際鉄道で南京へ向かう。日本とはまるで違う広大な中国の景色に二人は胸を躍らせた。内地よりは自由だと信じた大陸での暮らしに、親子は将来を賭けていた。

澄の青春

二人の就職先は、南京は中山北路の高級ホテル「首都飯店」(現在の南京飯店)であった。治郎平は用度係。澄は売店係で、その後、電話交換手に転属された。

いよいよ戦争が激しくなると、「首都飯店」は軍に徴収され、日本陸軍の将校以上の宿舎となり、名を「軍人会館」と変えた。貴賓室やビリヤード台、グランドピアノもあるこの五階建ての洋館には著名人も多く宿泊したという。政治家の犬養健は、宿泊中は誰からの電話もつながないようにと、電話交換手の澄らに絹のストッキングをプレゼントした。日本・中国で大人気の歌手・李香蘭も泊まっていった。軍を慰問に訪れた双葉山(当時の横綱)は、ホテルのバスタブが小さすぎて、従業員の大浴場を借りにきたそうである。澄にはそれが、とてもおもしろかったという。

澄は、日本国内では考えられないような楽しい毎日を送っていた。お花を習ったり、サングラスをかけて中山陵（南京にある広大な敷地の孫文の墓）に遊びに行ったり。満州鉄道の通訳をする恋人もいて、働く女性が少なかった当時に、高級ホテルの電話交換手をする自分は青春のただ中にいると感じていた。

陸軍中佐に直談判する

しかし、時勢は次第にきな臭くなる。このころ、看護婦になりたいという幼いころの夢に再び火がつく。映画の『愛染かつら』に憧れていた。白衣の「高石かつ枝」にも憧れていた。恋人が徴兵されたことも一因だろうか、兵士となったその人にまさか会えるとは思えないが、女が軍隊に入るには看護婦しか道はない。思いつめたら何でもやり遂げねば気の収まらない澄は、周囲をびっくりさせる挙に出る。

「看護婦になりたいんです。軍隊で看護婦にしてください。どんな辛抱でもします」。澄は、中支派遣軍総司令部の高級参謀・吉村中佐に直談判した。中佐はよくホテルに来ており、澄の友人の素晴らしい美人がお気に入りだった。彼女についてその部屋を掃除しているうちに、顔なじみになったらしい。澄は何度も中佐に頼んだ。無邪気とも無謀とも思える懇願を繰り返すうちに、中佐の気持ちを動かした。

「澄ちゃん、軍隊は厳しいよ。あんたには三日と辛抱できないだろう。看護婦になるための勉強も訓練もきつい。軍隊に入ったら、親が死んでも三年は帰れんぞ。それでもいいのか」と、中佐は澄の覚悟を確かめた。「三年ぐらい、すぐ経つわ」。澄は真っ直ぐに答えた。「軍人会館」の一階ロビーで、澄の人生は大きく方向を転回する。数日後に、真珠湾攻撃が行なわれるという日のことだった。

一九四一年一二月八日に真珠湾攻撃で日本が米英に宣戦布告した二日後、澄は南京第二陸軍病院の大杉部隊に配属された。南京第二陸軍病院は「軍人会館」から歩いて二〇分ぐらいの距離であったが、将校用の黒光りする軍用車に乗せてもらって、柳行李《やなぎごうり》(柳で編んだ蓋付きの篭)一杯とともに入隊した。車の先についた白旗を勢いよくはためかせて走る間、澄は誇らしい気分を抑えられない。こうして、看護婦資格もない若い娘がいきなり軍隊にやってきた。最初はみんな「将校の二号(愛人)が来た」と噂したという。

ところが澄の仕事は、事務部で軍事郵便の裏返し作業ばかり。話が違うと悔しくなった。

吉村中佐が久しぶりに澄の様子を見に来た日。中佐が入室するや、軍人たちは勢いよく立ち上がって敬礼する。ところが澄は、「私は看護婦になるために入隊した。封筒貼りをするためではありません」と、物怖じせずに再び直訴した。まわりは呆れるばかりであった。

しかしそれが功を奏し、翌日から初年兵や衛生兵と一緒に看護訓練を受けることになる。ほかに三人いた無資格の女性と二人組みになり、銃剣術や担架訓練、包帯交換の練習をした。医学的な教育も日本語で受けたが、それでは憧れのドイツ語を覚えられないと残念がっていたら、医官将校が「軍隊での勉強だけでは、内地で看護婦をするのは難しいぞ」と、少しのドイツ語を教えてくれた。

見習い看護婦になる

南京第二陸軍病院は、戦地に赴く通過部隊の傷病兵を応急的に処置する病院であった。もともとは厩舎があった広大な敷地に、各科病棟や将校宿舎、看護婦宿舎、炊事場などが建ち並んでいた。病棟は、戦傷者を扱う第一外科、性病者を扱う第二外科、ほかに伝染病棟、内科病棟、将校病棟があり、歯科や耳鼻科もあった。

看護婦宿舎は、地位の高い中国人の家を接収した鉄筋コンクリートの三階建てで、総勢四〇名ほどが寝泊りをしていた。澄の部屋は四人部屋で、澄はいちばん年下だった。八畳くらいの洋室には畳が敷かれており、そのうえに布団を敷いて寝る。押入れはなく、起床したら、軍隊で決められた方法で布団をたたむ。部屋には鏡の一つもない。私物を置いている看護婦はなく、本も雑誌もラジオもない部屋は散らかることもなかった。

宿舎の塀の外には、姑娘《クーニャン》(中国語で、未婚の娘の意)が、毎日内緒でやって来て、黙って立っていた。言葉は通じないが、物々交換をしてくれるのだ。たとえば軍隊で配給される石けん一個で——生活用品は軍隊から十分に配給されていた——、裁縫箱の蓋に擦り切り一杯の南京豆が手に入る。

楽しみと言えば、この南京豆を部屋の真ん中において、四人で唱歌を歌いながら食べることだけ。山となった南京豆の殻を掃除したら、あとは壁を這う南京虫(トコジラミ)を見ながら眠るだけ。

休みは月に二日間、九時から一七時までの外出が許される。一分でも遅刻したら重営倉に叩き込まれる(旧日本陸軍の懲罰の一つ)からたまらない。給料は少なく、南京に一つだけあった日本人専用映画館で映画を観てうどんを食べたらおしまいだった。澄は、田中絹代主演の映画『花』が好きだった。

ある日、澄は仮病を使って勤務を休む。理由は実に他愛のないもので、連日の勤務にも平気な顔の澄に、「おまえは人間か? 疲れを知らん女だな」と言われたことへの腹いせだった。澄は、元気で空腹だというのに、お粥を食べて宿舎で寝ていた。

ところが、その日に限って、年に一度の引率外出があり、澄は大好きな映画を見損ねてしまう。引率外出とは、練成班という怪我が治って原隊復帰間近な兵隊と一緒に外出する慰労行事である。帰ってきた看護婦たちが、高峰三枝子の歌「湖畔の宿」を洗濯しながら歌っているのが、仮病の澄の耳に響くように聞こえ、心底悔しかったという。以来、二度と仮病はしていない。

軍隊内部にも年に一度は楽しい催しがある。今も活躍する女優の森光子が慰問に来たこともある。そのとき澄は、患者が急変して、病棟に呼び返された。ちなみに森光子と澄はほぼ同い年である。

一時帰国——看護婦国試の受験

一九四三(昭和一八)年秋、軍隊での訓練が看護婦国家試験を受験するのに必要な所定時間数を超えたので、澄は受験のために一時帰国する。ちょうど二〇歳のことである。このとき、婦長候補の三人のベテランナースが内地での休暇取得のため、澄と一緒に帰国する。

南京から奉天で国際列車に乗り換え、軍用手形を換金するのに手間取った四人は、奉天発の国際列車をしばらく引き留めるという失敗をしでかした。この件が、列車に同乗していた憲兵の知るところとなり、四人は一人ずつ、きつい説教を受けることになる。おまけに、自分たちの客室だと思っていた部屋からは乗務員に追い出される羽目になった。

しょんぼりしていた四人だが、夜中の一二時過ぎに列車が急停車して、事態は一変する。匪賊（盗賊）の襲撃にあったのだ。暗闇のなかで銃撃戦が始まり、生きた心地もなしに朝を迎える。帰国の際に軍からもらったお菓子と恩賜の煙草は、内地への土産にするつもりだったが、ここで死んでは丸損とばかりに、夜中のうちに食べてしまった。

朝になって、負傷者の手当てを三人の看護婦とともに行なう。澄は、持っていた晒し木綿を切り裂いて包帯作りに励んだという。一段落して、追い出された客室が匪賊の銃弾で穴だらけになったのを知る。不思議な命拾いに心を打たれた。

こんな目に遭いながら帰国したのに、なんと受験に必要な書類が内地に届いていなかった。おかげで、その秋の国試は受けることができず、澄は、先に帰国していた治郎平のもとから、福岡市馬出の小さな救急病院で見習い看護婦として仕方なく働きはじめる。お国のための看護婦になるのだからと、病院長は澄を厳しく指導しようとするが、手術介助の下肢の保持方法がまずいと注意され、腹を立てた澄は病院を辞めてしまう。病院で出される昼食が、米粒がわずかに浮く程度のお粥だったことも気にいらなかったのだ。軍隊では腹を空かせるなどという惨めな思いはしなくてよかった。そんな病院はひと月も我慢がならなかったのだ。

軍隊以外の病院勤めに辟易した澄は、和文タイプの専門学校に行きタイピストの資格をとる。治郎平は、自分の勤める福岡銀行にタイピストとして勤務して軍隊には戻るなと説得するが、澄はまったく聞き入れない。翌年四月、九州大学で看護婦国試を受験する。前回受験できなかったから、受験番号は二番。一番の人が欠席したから千人以上もいる受験者のいちばん前の席だった。

試験は筆記と実地。包帯法の実技は母指麦穂帯、筆記では濁水を飲料水にする濾過法などが問われたという。戦時中の出題である。筆記を書き終えても終了のベルが鳴らず、しびれを切らした澄は、「出してください」と試験官に言って退室したらしい。なんとも短気な受験生だが、晴れて合格。看護婦国家資格を得た澄は、その五月にはさっさと南京に戻ってしまった。おまけに、すぐに辞めてしまった救急病院の婦長までが、陸軍看護婦になりたいと言って澄についてきた。

敗戦の一年前――再び南京で

一九四四(昭和一九)年五月、その春に晴れて看護婦国家試験に合格した澄は、意気揚々と南京第二陸軍病院に帰ってきた。今までは無印だった看護帽に赤十字を、看護衣には陸軍看護婦の印である星の襟章をつけてもらい、澄は誇らしい気分だった。しかし、このときすでに敗戦の一年三か月前、看護婦らしい仕事は徐々に少なくなる状況だった。

部隊長も変わり、新部隊長は山羊ひげを生やしていたという。看護婦たちは、「山羊さんが来たよ、山羊さんが」と、陰で笑い騒いでいたらしい。その部隊長の姪は澄のペアだった。日本赤十字社(日赤)出身だが、前線に召集されるのを嫌がって陸軍看護婦になったのである。看護婦としては愚図な性質《たち》で、二人はよく失敗ばかりしたという。

通常、日赤看護婦と陸軍看護婦は一緒には働かない。ひと口に「従軍看護婦」と言っても、日赤看護婦は「救護看護婦」と言い、戦地の病院を助けるために内地から派遣されるエリートなのだ。襟章も、陸軍看護婦のものとは違う「桐」だった。

日赤看護婦の救護班一個部隊はおよそ二〇人。救護班がやって来ると、陸軍看護婦はその日から病棟をすべて引継ぎして退去しなければならない――救護班には出身地ごとに呼び名があった。京都班は外科系で、規律正しく俊敏な動きで統制がとれていた。一方、内科系は鹿児島班で、そこの婦長は朝食にオートミールしか食べない、のんびりした人だった――。軍医は、澄たち陸軍看護婦に、「おまえたちは家付き娘だ。救護班はお客様だから、心するように」と訓示したという。

身の危険を感じる日々

敗戦が近づいたころには、毎晩のように空襲警報におびやかされた。南京は敵戦闘機の通り道にあり、しょっちゅう警報が鳴った。

警報が鳴ると、看護婦は宿舎から病棟へ飛んで行って待機する。警報解除までは、決して宿舎に帰れない。長いときは四、五時間、用もないので外でごろ寝していたという。頻繁に空襲警報が鳴るころには、看護衣を脱ぐ暇もなく、そのまま宿舎で寝ては、警報にたたき起こされる毎日だった。

このころには、自分自身の身の危険を感じるようになる。毎日、空襲警報が鳴り、防空壕を掘ったり、重傷病棟の前に土嚢を積んで弾が当たらないようにしたりする作業をした。次第に、女には似合わない筋肉が肩のあたりに盛り上がってきた。土くれを運ぶ、患者さんを運ぶ力仕事に明け暮れた。

「いつ日本に帰れるか」。いや、「帰れない」と澄は思っていた。自ら選んだ道である。仕方がない。少なくとも三年は絶対に帰れないのだからと、弱気になりそうな自分に言い聞かせた。日本に帰ろうにも、手段もなかった。

このころに来る兵隊は、水筒も持っていなかった。竹筒を下げて持つみすぼらしい姿。栄養状態も悪く、ひ弱な兵隊ばかりが送られてきた。弱った兵隊は役に立たないから、病気が治らなくても、即内地送還する。南京城外の国際列車乗り場まで、担架で患者を護送し、そのたびに空襲に遭い、「もう日本も駄目かな」と思いはじめていた。

「戦争」に直面する

ある日、通過部隊に爆弾が落とされ、怪我をした大勢の兵隊が、数十台のトラックで病院に運び込まれてきた。病院総出で、死亡者・重傷者・軽傷者と、まるで魚を選り分けるように、手当てをするが追いつかない。

恐ろしい形相のまま死んでいる者、手足がもげて黒こげになった者、人間の姿をなくした兵隊たちの悲惨な状況を目の当たりにし、澄は初めて「戦争は恐ろしい」と感じた。それまでは、「死んだら、靖国に祀られるんだ」としか思わなかった。戦争が悪いことだなんて、少しも思っていなかった。

南京第二陸軍病院は通過部隊の応急処置を主とする比較的のんびりしたところだったから、戦争の真実からは遠かったし、この戦争の正義に疑いの声をあげる者も誰もいなかったのだ。「お国のために」という言葉で、すべては片づいていた。

どんどん死者が増え、棺桶が足りなくなり、担架もなくなった。遺体を包む毛布もなくなり、火葬もできないほど英霊室（霊安室）がいっぱいになった。死体を埋める穴を掘るほか仕方なく、広場を掘り返してたくさんの人を土葬した。

澄は悲しかった。「情けないなあ。もう日本は駄目になった。大変なことになってしまった」。遺族に遺骨の代わりに爪を送った。申し訳なく、つらかった。看護婦同士で顔を見合わせて話すことはなかったけれども、誰もが日本が大変なことになっていると痛感していた。

憧れの白衣も、戦争が激しくなるにつれ、地味な色に変更され、最後には兵隊と同じカーキ色になった。軍靴を履き、鉄兜をかぶると、自分が看護婦であることを忘れそうになった。もちろん看護衣に夏服などない。胸元のボタンを開襟するのにも軍の命令に従わなければならなかった。あとは長袖を肘までまくり上げて、暑さをしのいだ。

闘病、敗戦

敗戦直前、澄は、腹痛と下痢を主症状とする風土病にかかってしまう。ひどい腹痛で初めのうちは一日に四〇回も便所に駆け込んでいたが、そのうち、ふらふらとなり便器をもらってベッドの下で排便するようになったという。軍隊ではおむつはしない。ベッドから自分で降りる力すらなくなり、便器を差し込んだまま寝るようになった。

薬は尽きていた。残っているのは、マーキュロやリバノールの消毒薬くらいで、何の治療も受けられなかった。出るものが出尽くして、体重は半分くらいになってしまった。骨と皮の別人だった。もともと丸々と肥えていたから、病院から宿舎に戻されたとき、誰も澄だとわからなかった。

一九四五(昭和二〇)年八月一五日、澄が宿舎で病後の静養をしていたとき、戦争終結を告げる玉音放送があった。澄は宿舎にいて、放送を聞けなかったが、誰も宿舎に戻っても何も言わず沈みかえっていた。将校宿舎では、書類か何かをボンボン燃やしはじめた。そうした光景を不思議そうに見ていたら、「日本は負けたんよ。今日、こんな放送があったから、身体を治さないと帰れないわよ」と教えられたという。澄は、気力で自分を治すと決めた。

看護の仕事は終わらない

澄の体調は徐々に回復したが、終戦しても、陸軍看護婦の仕事は終わらなかった。南京陸軍第二病院は兵站《へいたん》病院と呼ばれるようになり、戦地から帰ってくる傷病者の手当てに追われるようになる。

敗戦し、日本兵は武器を取り上げられ、代わりに中国兵がやって来た。病院に来た中国人は、日本の医療を教えてくれという感じで、案外穏やかに付き合うことができたという。しかし、「日本人は帰ったら、アメリカ人にやられるから疎開せんとあかん。どうなるかわからん」といった噂が飛び交い、南京の日本人もみな怯えはじめた。

翌一九四六(昭和二一)年の正月、物資は底をついていた。寒さに震える患者に湯たんぽを入れようにも、湯を沸かす燃料がない。炊事場で拾った燃料の燃えかすでなんとか湯を沸かし、水筒を湯たんぽ代わりにしたという。氷まくらには、凍った防火用水の分厚い氷を割って使った。

人々は、結核でポンポン死んでいった。日本人はみな、南京で生き抜こうとする気持ちを失っていた。澄は、いったい何が自分たちに降りかかるのか、それがただ怖くて、何も言わずに黙々と働き、その日その日が過ぎればいいと思っていた。

看護婦は全員が日勤に出る。さらにそのうち四人は夜勤に残る。夜勤は準夜勤と深夜勤に分かれ、百数十人の病棟を二人ずつで看護した。準夜勤は、日勤から引き続いて深夜〇時まで勤務し、翌朝の六時までは仮眠してそのまま正午まで勤務する。深夜勤は、日勤が終わって深夜一時まで仮眠をとり、それから翌日再び日勤が来るまで勤務する。仮眠といっても、夏の暑い日には眠れず、一、二時間寝たと思ったら起こされてしまう。

だいたいいつも重傷者が五人、要介助者が一〇人くらいはいた。残りは軽症だったが、帰るところもないから病院にいるしかない。敗戦前は、原隊復帰するときに、看護婦と記念撮影をしたものだが、それももうできなくなった。兵隊たちは病院に軟禁されているのも同然だった。

任務終了

一九四六年の春がやってきたころ、ようやく復員が始まった。澄にも、深夜勤をしていたとき、突然の復員命令が下る。毛布一枚と軍足に入れた米を二つだけ渡され、私物は何一つ持たず、直ちに帰国準備しろと言われた。澄は、数枚の写真を隠し持って帰る。それ以外は、貯金通帳も衣類も宿舎に置き去りにしていくほかなかったのである。大慌てして荷物をしょって、夜中の一二時くらいに宿舎を出る。患者さんも一緒に連れて帰った。

復員は貨物列車で、担送患者と看護婦だけが有蓋貨車に乗ることが許された。独歩患者は無蓋貨車に、石炭を積むようにして乗せられた。

南京から上海まで列車で三日。一日目は、南京の城外をぐるぐると回っていただけらしい。金目当ての中国人が列車の通行を阻止していたのを、頭の切れる将校が自分の私物を与えてきり抜け、ようやく列車は上海に向けて出発した。

上海には米兵が待っていた。看護婦だけには手をかして列車から降ろしてくれた。米兵はすごくやさしかったが、澄は怖くて仕方なかった。女は取って食われるかのような噂があった。自分の倍もある外人が手を引いてくれても、震えるだけだった。米兵の一人は、澄が重い荷物を持っているのを見て「女性に荷物を持たせるな」と日本兵に持たせたという。だけど、やっぱり怖かった。

上海からは、軍用船での旅だった。輸送船や病院船は使えない。航海中は、横になる場所もなく、荷物を背負ったまま座って寝ていた。

同年の四月三日福岡の博多港に着く。検疫のために一日停泊させられた船上から埠頭を眺めると、ボロを身につけ、手足も顔も汚れたぼさぼさ頭の子どもたちが遊んでいるのが見えた。日本の子どもがあんな姿になってしまった。澄はがっくりした。上陸してから、朝鮮に引き揚げる子どもたちだったと知った。

港は、日本に帰る者と日本を去る者で溢れかえっていた。ようやく上陸が許され、おにぎり二個と一〇〇〇円が与えられた。これで自分の家まで帰れというのだ。一緒に復員してきた看護婦は群馬や長野という遠方に帰らなければならない。澄は福岡出身だったし、父の治郎平が待っていてくれるはずだったから、自分のことはあまり心配する必要がなかった。苦労をともにした仲間とは、ここで別れる。

ふと澄の目に留まった復員者用のトラックの運転台には、桜の小枝が飾ってあった。日本は花見の季節であった。ようやく日本に帰ってきたという気持ちが、澄の胸に桜色に広がっていき、やわらかな息づかいの自分に気がつく。陸軍看護婦、西川澄の任務は終わったのだ。

エピローグ「記憶のかけら」

敗戦後の日本は、澄が陸軍看護婦として過ごした南京よりも生きる困難に満ちていた。空襲警報はなくても、わずかな食物に窮し、頼るべき人々も信念もない。街頭で高らかに繰り広げられる戦争批判や民主主義も、自分が必死に生きた南京時代を打ち消すことはできない。また懸命に生きる日々が始まっただけのことだった。

澄が日本に帰ってから一一年後、ぼくが生まれる。一九五七(昭和三二)年のことだ。まだ生活は苦しかった。澄は看護婦の仕事から遠ざかっていたのである。戦時中の混乱にまぎれて看護婦になった母は、アメリカ看護の強い影響を受けた戦後日本の病院看護には馴染めなかった。科学的な看護を理解するだけの教育が不足していた。ぼくを筆頭に三人の子どもを生み育てる間、陸軍看護婦であったことは母の誇りとしてだけ思い出の中にあった。

ぼくが中学生になったころ、母は再び看護の仕事を始める。民間の精神病院だった。経済的な理由から働きはじめた母は、精神科看護を定年過ぎまで続ける。ぼくが知っている母は、直感と経験を重んじる精神科看護婦の西川澄だった。この母にそそのかされて、ぼくは無資格看護人(看護助手)として精神病院に就職した。ぼくも資格なしに白衣を着て臨床現場に飛び込んだのだ。あれから三〇年近い。いつのまにか看護師になったぼくが、自分の看護を振り返るようになったころ、ようやく母の話に耳を傾けることができた。記憶のかけらは、ぼくの懐にも抱かれている。

動くためにとまる

1

「動くためにとまる」。このテーマはぼくが考えたものではない。最近、砂連尾理さんが気になっているこらしい。

ぼくと砂連尾さんが「とつとつダンスワークショップ」(九三頁参照)で一緒に何かやるときは、いつも事前の打ち合わせはしない。何も知らないところから砂連尾さんのダンスワークショップに参加して、そこに集う人たちと対話をはじめる。だから、このテーマがぼくの考案ではないことも、「とつとつ」らしいと思っている。

さて、さて、さて……。大海原に向かって航海をはじめたとはいえ、目的地は定かではなく小さな島影も見えない今、頼りにできる櫂と帆は「動くためにとまる」という言葉だけだ。どんな風が吹いてくるのか、どんな潮流に巻き込まれるのか、難破も覚悟の上で進んでみるしかない。

幼い頃に観たテレビに、ある少年が「時間よ、とまれ！」と言うと、すべてのものが止まってしまうという番組があった。インターネットで調べてみると、手塚治虫の原作で『ふしぎな少年』というタイトルでＮＨＫが一九六一年に生放送したもので、この台詞は流行語にもなったらしい。だから、憶えているのかもしれない。あんなふうに、自分のまわりをすべて思いのままに止めたり動かしたりできれば、さぞかし愉快だろうと思ったものだ。

今回は、この小さな思い出からはじめてみたいと思う。「時間とは何か」と問うと、やたらに難しいことになるが、運動のないところに時間を見いだすことはできない（多分、はっきりと自信はないが）。ほんとうの時間は時計の針の動きで測られるものではない、と言うべルクソンという哲学者もいた。これは鷲田清一先生の講義で教えてもらった。

時計でなくとも自分の呼吸や心臓の動きなど活きている身体の動きさえも止まってしまい、世界に何一つ動きがないとしたら時間を知ることはどのようにして可能なのだろうか。

比喩的に「時の流れ」と言うが、流れは空間の中での動きである。時間そのものは目には見えないのに、そう言うしかない。目には見えない思考も流れをもっているかに思える。前の考え、後の考えなど、やはり空間的な比喩を使って表現している。難しいことはよくわからないが、現代の物理学では時間と空間は別々の独立したことではないとされているようだ。

すると、「とまる」ということは単に空間的な運動の次元だけではなく時間の次元においても一緒に起きていなければならない。一枚の薄い紙を破るとき表と裏が同時に破れるようなものだろうか。目に見えていた動きが止まったように見えることは、別段不思議なことではない。

赤信号では「とまれ」と教えられて、そんなことは絶対に不可能だとは思わないだろう。ただし「時間を止める」となると、「ふしぎな少年」でなければできない相談だ。こうして考えていくと、ほんとうに「とまる」ということは、時空の世界から外れてしまうという、なんとも想像しがたい出来事のように思える。

哲学的に言うと時空に影響されない存在を「実体」とよぶ。プラトンのイデアがそうである。神や仏の世界も実体の世界と言えるかもしれない。あれこれと考えているうちに、早くもぼくの小舟は暗礁に乗り上げそうだ。

閑話休題、見まわしてみると、自分自身もふくめて世界のすべては動いている。動物だけが動くわけじゃない。「万物は流転する（パンタ・レイ）」は、古代ギリシャの哲学者ヘラクレイトスの言葉だ。ぼくが二〇歳ぐらいの夜学哲学科の学生だった頃、初めて書いた文章はヘラクレイトスについてだった。

還暦をとうに過ぎた今も、物事のわからなさでは同じ自分だが、わからないことを考えるのは、わくわくする。で、こんなことも考えてみた。自分で動いているつもりでも、じつは動かされているだけなのかもしれない。流されているのにそれに気づいていないだけかもしれない。自分の体にしても、随意筋と不随意筋があって、すべてを自分の意思で動かしているわけではない。

呼吸に関しては随意と不随意の両方に足をおいている感じだが、睡眠中には明確な意識なくして呼吸している。はっきりと自分の意志で呼吸するためには、一度は意識して呼吸を止める必要がある。苦しくて、もう一度、呼吸をはじめなければならなくなる。でも、呼吸を止め続けるという選択を意思の力だけで実現することはできない。呼吸は自分の勝手に扱えるものではない。

2

もう何年か前のことである。砂連尾さんと一緒に長崎に行った。そこでワークショップをしたのだ。「足で地面を蹴るようにして歩いてください。地球を回すつもりでやってください」と、彼は参加者に指示した。終末期医療に関心を持つ真面目な参加者からはなんのブーイングもなかったが、ぼくは砂連尾さんの真意を測りかねていた。今も、よくはわからない。だから、気になり続けていた。

さて、1の話の続きをしよう。自分で動いているつもりでも、何かに動かされているのを知らない(忘れている)だけかもしれない。これは、自分ではとまっているつもりでも、実は動かされているのを知らない(忘れている)だけだということにもなる。現代に生きる私たちは、地球が自転していることを常識として知っている。それどころか、地球が太陽の周りを公転していることも、さらには太陽系を含む銀河系自体が回転しながら、銀河団のなかで移動していることも天文学上の知識だ。

ぼくの持っている教科書によると、地球の自転によって、地上の一点にいる人は、赤道では四万キロメートルを一日かかって一回転するから、その速度は毎秒四六〇メートルだという。地球の公転速度は毎秒三〇キロメートル。太陽系の回転は毎秒二五〇キロメートル。銀河の固有運動は毎秒数百キロメートルだという。足場のない大宇宙の中では、私たちは動いていないつもりでも、凄まじい速度で移動しているのが事実なのだ。

もう一つ、砂連尾さんが小学四年生を相手にしたワークショップで、「鏡に映る自分より早く動いてください」と指示したことがあって、学級担任の先生からストップをかけられた思い出がある。それはいくら何でも無理でしょう、という良識的な大人の判断だろうが、月にある鏡に写った自分が見えるのならば、鏡に写った自分よりも早く動くことは可能だ。

地球から月までは三八万キロメートル。光は秒速三〇万キロメートルだから、往復するのに二秒ちょっとかかる。新幹線の名前が、「こだま」(音速)から「ひかり」(光速)、さらに「のぞみ」(想像)へと進展したことを思い出すと、大人の常識を打ち破る子どもの想像力に訴えかけた課題だったのかもしれない。そう思ったのは最近のことで、砂連尾さんに確かめたわけではない。

何だかよくわからない砂連尾さんのひと言は、こうしてぼくの思考をずるずると引き回す。だから「動くためにとまる」は、ぼくへの呪いか託宣なのだと覚悟して考え続けよう。

思いついたことを少し書いてみる。川魚は流れに逆らって泳ぎ続けないと、海へと流されてしまう。川の流れの中で、自分のテリトリーに留まるためには、流れの反対方向へと懸命に動く必要があるのだ。同じように、大宇宙の中である定点(そんな基準が見つかるのか不明だが）に自分の位置を保とうとするなら、どれほどの動きが必要になるのだろう。

ともかく、「とまるために動く」というのは何かしらの真実を含んでいる気がする。宮沢賢治が「農民芸術概論綱要」で述べた「正しく強く生きるとは銀河系を自らの中に意識してこれに応じて行くことである」「われらに要るものは銀河を包む透明な意志　巨きな力と熱である」（『宮沢賢治全集10』ちくま文庫）という言葉が、ほんのわずか、ほんの少しだけであるけれども、自分に近づいてきた気がする。

3

このエッセイもここで息が切れそうな気配がする。が、五里霧中の航海になるのは最初からわかっていた。吹かれる風に任せてあちこちの小島に立ち寄っていこうと思う。それぞれの小島が夜空の星のようにぽっと光る点になって、読む人が思い思いの星座を描けば良いだろう。

さて、これまで「とまる」ということがそれほど簡単ではないことを見てきたつもりだ。

で、少し考え直してみると「動く」ということを「移動」の観点から考えすぎていなかったかと反省した。その場にじっとしていても、生き物は動いている。「活動」という切り口から考えてみよう。新型コロナウィルス禍の中でなにかと移動の制限が口やかましく言われている今日この頃だ。移動はしなくても活動している、というより、移動にかまけないで、ひたすら活動する生命の可能性について、あれこれ気づくことを挙げてみたい。

ぼくは今年の三月末で退職して子守り兼主婦もどきの生活を送っている。以前に比べるとはるかに「ステイ・ホーム」の優等生だ。日本語では「巣ごもり」なんだろう。お気の毒と言われそうだが、本人は案外に平気で楽しんでさえいる。読書三昧の日々。貝原益軒が『楽訓』で理想とした生活に近づいた。

「鳶(とび)の巣の下に渦巻く吉野川」(大峯あきら)という俳句がある。高く飛ぶ大空からも、激流の川面からも離れた巣で、鳶は卵を孵化させ子育てをしている。派手には見えないけれど自分の餌を求め飛び回るよりははるかに大切な活動だ。

ぼくの敬愛する植島啓治先生の著書『世界遺産 神々の眠る「熊野」を歩く』(集英社新書)

を読んでいると、「籠もり(incubation)」について、「神の加護を求めて寺社などに行き、そこで眠って夢のなかでお告げ(託宣)を得るという行為である」と書かれていた。ソクラテスが彼の哲学を追求するのに大きな力となったのはデルフォイの御神託だったし、親鸞が法然と出会うきっかけになったのも六角堂での参籠《さんろう》だった。安倍晴明は那智山に千日の参籠をしたと言われる。誰かから強制される謹慎、蟄居《ちっきょ》、幽閉ではなく、主体的な探求行為としての「籠もり」を再認識したい。よく問題視される「引きこもり」にも大きな可能性が隠れているかもしれない。

葉っぱの上や地面をもそもそ這い動く芋虫は、やがて蛹になって移動をやめる。そして蝶になって舞い飛ぶようになるのだ。蛹になるというのは自らの内に籠もるということだろう。外部との交渉を断ち、ものすごい変化を遂げる不思議。変態の魅力は砂連尾さんのダンスにつながると、ぼくは思っている。

もう一度、植島先生の言葉を紹介する。

> 神を感じるとは、何かが自分のなかに入り込んでくる経験ではないかと思う。自分が

マイナスにならないと神の入り込む余地はない。普段のプラスである自分をやめなければならない。そのためには、いつも思うことだが、話をしない、お願いをしない、触る、温度を感じる、気圧を感じる、湿度を感じる、聴く、匂いを感じる、風を感じる、感覚を開く、そして、目の前のものだけを見ることである。そうしないと何が変化したのか感じとることはできないだろう。

こうして自分をマイナスの状態にすることで、動かされ流されるだけではない「ほんとのはじまり」の一歩が動き出すのかもしれない。

4

誰でもできることを、誰もできないほどにする人を「変人」という。ぼくは変人が好きだ。ソクラテスという古代ギリシャの哲学者もりっぱな変人であった。

ふつうの暮らしをしていても、ちょっと立ち止まって考えることはある。ところがソクラテスの場合、誰かの家に行く途中であろうと、ふと立ち止まってしまうと、そのままじっと立ち尽くして、夜を迎え朝日が昇るまでそうしていたという伝説がある。

何かを考え込んでいたとも、「とまれ」という彼にしか聞こえないダイモンの声に従っていたとも言われる。プラトンの『饗宴』(久保勉訳、岩波文庫)にもよく似た話が出てくる。中学生の頃だったと思うが、ぼくはこの話を知って、哲学って素敵だなあと思った。ぼくもダイモンが欲しい、そう願い続けている。

効率やスピードが重視される今日の社会において、ストップすることは何か悪いことのように思われている。電車にしたって、各駅停車よりは特急のほうが車両もりっぱだし料金も高い。なんといっても、速いほうが人気がある。

以前、青春18きっぷで東北まで出かけたことがあるが、それは風変わりな旅を楽しむためのものだった。近頃、ぼくが各駅停車の電車を選ぶのは別の理由からだ。ぼくは呼吸器系に弱点を持っている。俗に言うエヘン虫が急に暴れ出して激しく咳き込む癖があるのだ。コロナ禍の中でだれもがマスク姿でビクビクしながら満員電車に乗っているこの頃、エヘン虫を飼っている身のぼくとしては、途中で降りることがかなわないのは恐怖の閉鎖空間になる。

それで、少なくとも路線上の次の駅では停車して扉の開く電車に乗るようになった。不便と言えば不便で時間もかかる。しかし、少しの安心と自由がある。思いつけば、どの駅でも降りることができるのだから。

いまのぼくには便利さよりも、この自由がありがたい。自分の足で歩いて行くほうが自由だし、もっといえばソクラテスのように立ち止まってしまえるほうが自由だろう。ハイスピードよりスローが、スローよりもストップに心惹かれるようになっている。そういえば、砂連尾さんのダンスにわくわくする場面も、まるで止まっているかのように見える超スローな動きであったり、シーンとする不動の姿勢だったりする。

何かに駆り立てられて、何かを追い求めて生きているあくせくした自分を、立ち止まって振り返って、考えてみる。よく言われることだけど、欲求と欲望は別物で、食欲という欲求は満腹すれば消え去る。しかし美味を追いかける欲望には際限がない。

欲求だけを満たせば良いというわけにはいかないのが人のややこしいところで、欲望との付きあい方を学ばないといつも不平不足に苦しめられる。「足るを知る」だとか「過ぎたるは及ばざるがごとし」なんていう教えもあるけど、ぼくにはほど遠い。「いいかげん」というのは難しいのだ。

が、知らず知らずのうちに「いいかげん」を身につけていることもある。たとえば息をすること。息をせずには生きられない、それくらい大事なことだけど、息を吸いすぎてしまうことも、息を吐きすぎてしまうこともないのが普通だ。ときにパニックになることもあるが、普通の呼吸を身につけるのに人は苦労していない。

心臓も血液を送るのに縮んだり膨らんだりを繰り返す。呼吸にしろ心拍にしろ、動きが反転する間際に止まっているだろう。リズムというのは間合いから生まれる。間合いには動きがない。うーむ、よくわからんようになってきました。これくらいで小休止いたします。

付記——欲望との付きあい方

あからさまな剝き出しの欲望は、みっともない。どうしたらいいだろう。少し気取ってみようか。空を自由に飛びたい。そう焦がれて崖から飛び降りても結果は無残だ。鳥にはなれない。失墜するイカロスにも美はあるかもしれないが。

「あこがれ」という衣装を欲望に着せてみればどうだろう。決して欲望の対象を手に入れるわけではないのだけれど、相手をおとしめようとする「うらやむ」のではない「あこがれ」に身を置いてみると、みっともない姿がきれいな姿に変わらないだろうか。

エピローグ――後知恵

阪神電車の武庫川駅を降りるとすぐに、ハゼの釣れるポイントがある。梅田の駅で買った釣り新聞を見て、ぼくは武庫川駅を手ぶらで降りた。急に予定を変更したのだ。

しばらく、釣りの様子を眺めていたが、ぼくは無性にハゼ釣りがしたくなった。近くの釣り道具屋で、安物の竿とハゼ釣りの仕掛けとエサを買った。生まれて初めてハゼを釣るのである。店の主人は「はじめてでも大丈夫、ハゼはようさんおります」といって、買ったばかりの竿に仕掛けをセットしてくれた。あとは、針にエサをつけて川に投げ込むだけであった。

ぼくはイシゴカイを針先に引っかけて、釣りはじめた。何かが川の中のエサを突っつくような感覚が糸と竿を伝わって、ぼくの手のひらにやってくる。「これだ」と思い、急いで竿をあげるがハゼの姿はない。胸の鼓動にあわせるように、何度も竿を引き上げるのだが、獲物はない。ハゼを針に掛けるタイミングが悪いのだろう。早くしたり遅くしたり、強くしたり弱くしたり、いろいろ工夫するが駄目だった。その日は、ハゼに惨敗であった。

数日後、ぼくは妻を同伴してハゼ釣りに再挑戦した。彼女は早速、近くにいた釣り人にハゼ釣りのコツを尋ねている。そして、ぼくに言った。「エサの長さが違うのよ。ちぎって短くしないと駄目みたい」。そうか、それでエサばかり取られていたんだ。まるで自分が秘技をひらめいたような気分になって、ぼくはエサを短くしてみた。あっという間に、小さなハゼが釣れた。嬉しかった。

これは「後知恵」に違いない。「後知恵」は、物事が終わってしまってから出てくる妙案をいう。つまり、この場合は、さんざん釣れなかった後で、エサが長すぎたことを、その原因として知るということである。最初から人に教えてもらって「先知恵」でハゼを釣っていたとしたら、自分の失敗について、こんなにも深く納得したであろうか。そうは思えない。愚かな者は、必要なときには知恵も出ずに、結果が出た後になってようやく「後知恵」に気づくという。

しかし本来、万能の先知恵を持っていない人間は、生きる現場の最中では悲しいまでの試行錯誤を強いられる。この試練を無駄にしないためにも、愚者の愚者たる自覚を促しながら、この先の豊かな実りを約束する贈り物として「後知恵」を授かるのだ。考えてみれば、人間の文明や社会の文化伝統の実質は、この「後知恵」の集積と継承なのだろう。

あとがき

ほんとに、ほんとうに、わからないものだなあ。いままで書いた文章が、こんなふうに本になるなんて、思ってもいなかったのに、いま、ぼくは「あとがき」を書いている。ありがたいことだと心底思います。編集者のアサノタカオさんが選び並べてくれた自分の文章を読み返すと、やっぱりありがたい編集だと思います。彼には三冊も本を出してもらいました。静かに待ってくれて、熱い思いで励ましてくれる人です。

出版を実現してくれたハザは、ＮＰＯココペリ１２１という重度訪問介護を主体とする事業所の出版部門です。代表の長見有人さんとは、ぼくが臨床哲学に夢中になった頃からの長い付き合いです。ぼくを認めてくれる数少ない友人です。彼の友情と勇気に感謝します。

まだまだ書いていないことの多いこと、もう忘れそうになっている大切なこと、ぼくが生きる証は、ぼくにあるのではなく、ぼくと出会う人にあること。そんなことを考えながら生きています。

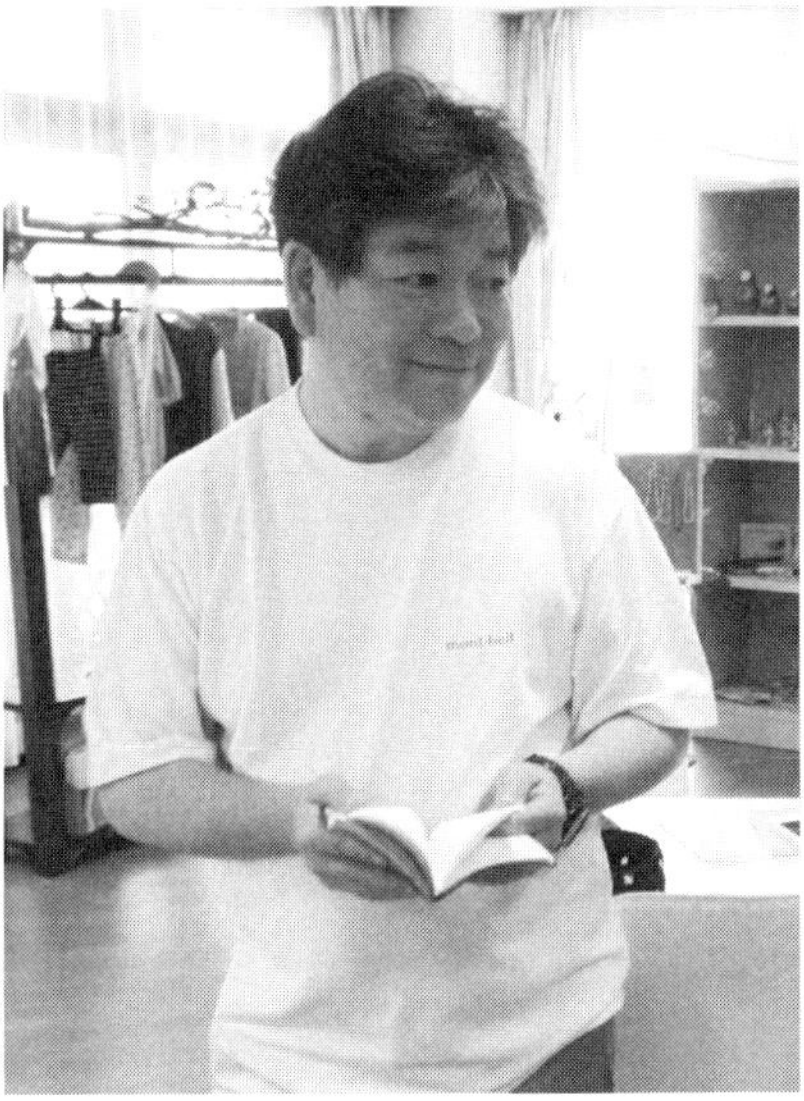

解説「えらい気前のええお天道様やな〜」という言葉を紡ぐ哲学の人

天田城介

「えらい気前のええお天道様やな〜」

本書の解説を依頼された時、まっさきに頭に浮かんだのは西川勝さんのこの言葉である。西川さんの臨床哲学を象徴する言葉であり、この本もそんな言葉を念頭に読まれるべきであると思っている。

私事になるが、西川さんとの付き合いは二〇年以上にもなる。私の記憶に間違いなければ、社会学者の春日キスヨさん、心理学者の浜田寿美男さん、哲学者の鷲田清一さん、高齢生活研究所の浜田きよ子さんらの呼びかけに、西川さんや私、精神科医の故・小澤勲さんや医学書院の白石正明さんら多士済々の面々が加わり、二〇〇三年七月四日(土)に第一回認知症介護研究会が立ち上がった(小澤さんは第六回から参加)。この時、西川さんに初めてお会いしたと記憶している。ちなみに、この研究会は二〇一五年三月まで四〇回開催したので、一二年近く継続的に行われた。そして、その間もその後も西川さんとはずっとお会いしている。

第二回研究会が二〇〇三年一〇月一八日(土)、第三回研究会が二〇〇四年一月三一日(土)に開催され、研究会後の懇親会を含めて西川さんとは次第にざっくばらんに話ができる関係になっていた。とはいえ、懇親会の席ではなかなか二人で腹を割って話し合うことはできずにいた。ところが、第三回研究会後しばらくして、西川さんから唐突に「熊本に行って話がしたい」とのメールをいただき、こちらが快諾すると、実際、医学書院の白石さんとともに二〇〇四年三月一三日(土)と一四日(日)に熊本にやってきた(当時、私は熊本の大学で教えていた)。

熊本空港で二人をお迎えし、私の車で熊本の地をしばし案内した。ちょうどお昼に到着したので、まずは西原村にある四季即贅喰《しきそくぜいくう》というお店で瓦蕎麦に舌鼓を打ち、その後、地元の人たちで賑わう温泉で身体を芯から温め、夕方からは熊本の繁華街である下通の郷土料理の店で馬刺しやからし蓮根などを楽しみながら、芋焼酎を片手に各々が考えていることを夜遅くまで議論した。翌日は二人を阿蘇山にお連れし、これまた地元の人たちしか知らない日帰り温泉宿で語り合い、何時間も対話を続けた。

私は西川さんの破天荒で型破りなところがとても好きであるが、到着して間もなく、西川さんは瓦蕎麦を口一杯に頬張りながら、開口一番、私に向かって「天田さん、研究者然とした書き方ではなく、他ならぬ天田さんと認知症の人たちとの世界の中で紡ぎ出す言葉で書いてよ！」と大声をあげた（蕎麦を口から飛ばしながらしつこく吹っ掛けてきた）。その後もずっと口角流沫の対話を交わしたが、西川さんは二日間ずっと、ぶっきらぼうでありながらも心温まる、荒々しくも繊細な、力強くも切ない言葉を口にし続けた。

そんな対話が一区切りした昼下がりの午後、少し遅めのお昼を食べてから空港まで送ろうとした時、燦燦と降り注ぐ太陽の光が、西川さんの顔のうぶ毛を照らしていた。西川さんは目を細めながら照りつける陽を見つめ、「えらい気前のええお天道様やな〜」と言葉をもらしたのだ。その瞬間、私と白石さんは顔をほころばせ、私は「西川さんの口から零れるいい言葉ですね」と言った。私は誰かに「西川勝さんとはどんな人？」と尋ねられたら、たぶん「田舎道で燦燦と降り注ぐ太陽を受けながら、『えらい気前のええお天道様やな〜』と答える哲学の人」と回答する。本書はそんな人が著した本だ。

今ではずいぶんとそんな言葉を口にする人はいなくなかったが、かつては「お天道様が見ている」「お天道様はお見通し」と説教する大人がいた。私の祖母もよく口にしていた。「お天道様が見ている」とは、人間のふるまいは、かりに他者が見ていなくとも、太陽はきちんと見ているのだから、どんな時でも自らは正しいことをすべきである（少なくとも悪事を働くべきではない）と説く言葉だ。お天道様は「太陽」を意味することもあるが、「祖霊」や「霊魂」や「神」や「仏」などを象徴するものとして語られることもある。

その意味では、「お天道様が見ている」の「お天道様」とは、私たちが日常において他者に対していかにふるまうべきか、いかに自ら正しきことをするかの「参照点X」である。日常において私たちが「正しいこと」を思考したり、行動したりする際に、何をすべきか／すべきでないかを判断する時の参照点である。一神教の「神」ほどではないにせよ、私たちの日常において「お天道様」は「超越的他者」として位置づけられている。

ところが、西川さんの「えらい気前のええお天道様やな〜」では、「お天道様」は「気前のいい」、すなわち「金やモノに執着せず、出し惜しみしない他者」として語られている。その意味では、「気前のええお天道様」の「お天道様」とは、私たちが日常において関わっている「気前のいい友人」「気前のいい飲み屋の大将」と同様、「他者Y」である。「お天道様」は、他者に対していかにふるまうべきか、いかに自ら正しきことをするかを問う際などの「参照点X」ではなく、私たちと同じ世界を生きる「他者Y」である。他方で、「友人」や「飲み屋の大将」のように現実にコミュニケーションできる他者ではない。けれど、「気前のええお天道様」は、私たちの世界を照らし出し、彩りを与え、いのちの息を吹き込み、言語化できない美しさや儚さや切なさを伝えるものである。私たちも照らされ、彩りを与えられ、いのちの息を吹き込まれ、言語化できない美しさや儚さや切なさの世界を感受するがゆえに、太陽を「気前のええお天道様」と呼び、日々感謝し、手を合わせ、頭を下げる。

「気前のええお天道様」のもとで、私たちの世界の「言葉によって分節化されたもの」は、再び「儚く朧げに移ろいゆくもの」となる。そんな「気前のええお天道様」の訪れによってもたらされる世界を感受できるのが西川さんであり、彼の臨床哲学が描き出す世界である。


大学教員として、私自身、学生には「論文とは『問い』と『論証』と『結論』の三点セットで構成されたものであり、他者を説得する技法から発展した形式である」と教えてしまっている。これは近代科学とりわけ戦後のアメリカで発展した論文形式であり、今日のグローバル化や大学・大学院の大衆化などの文脈からして教えなければならないことではある。

しかしながら、他者の説得の形式や方法は、ほとんどの大学で教えられている「問い―論証―結論の三点セット形式」に限らない。アリストテレス的な弁論術(レートリケー)のような形式だけではなく、弁証法(ディアレクティケー)の形式もあるし、神話や詩や文学やアレゴリーやアートでしか他者に届けられない形式や方法もある。

本書『臨床哲学への歩み』の内容は、弁論術的形式でも弁証法的形式でもない。その意味で、大学で教えられている論文形式によって書かれていない。移ろいゆく儚く切ない言語化しにくい世界を描き出したものである。だから曖昧であるし、問いも結論も論証もない。しかしながら、「気前のええお天道様」のように、「何か」が私たちの世界を照らし出し、彩りを与え、いのちの息を吹き込み、言語化できない美しさや儚さや切なさを伝える様を記述してくれている。そのおかげで、読後に、私たちはそんな「何か」の訪れによってもたらされた世界に、感謝し、手を合わせ、頭を下げるであろう。そんな西川勝さんの仕事である。

あまだ・じょうすけ／社会学者。一九七二年、埼玉県生まれ。中央大学文学部社会学専攻教授。著書に『老い衰えゆく自己の／と自由』（ハーベスト社）、『〈老い衰えゆくこと〉の社会学 増補改訂版』（多賀出版）、『老い衰えゆくことの発見』（角川選書）など。

初出一覧

プロローグ
「曖昧」、ウェブサイト『ネットTAM』(二〇一五年一〇月)

1 臨床哲学への道
「『感情労働』っていうな！——臨床哲学の立場から」『ケアの仕事をする人のケア——感情労働の視点から』(財団法人たんぽぽの家、二〇〇九年三月)
「患者とは何者か——医療に哲学は必要か?」『MERSニュースレター』一七号(二〇〇八年三月)
「生まれてこなかった子どものために」『こころの科学』一三三号(二〇〇七年四月)
「洛星高校で授業したよなあ——〈老いる〉を哲学する」『臨床哲学のメチエ』一五号(二〇〇六年三月)

2 ココルームのこと、とつとつダンスのこと
「孤独に応答する孤独」『孤独に応答する孤独——釜ヶ崎・アフリカから 大阪大学コミュニケーションデザイン・センター高齢社会プロジェクト活動報告書』(西川勝編著、大阪大学コミュニケーションデザイン・センター、二〇一三年三月)
「釜ヶ崎の人 ふじやん」『3』一〜三号(二〇一一年四月〜一〇月)
「ココルームで遊びすぎた」『Swinging』一九号(二〇一九年三月)

「愛のレッスン」『THE LUNG perspectives』二二(二)(二〇一四年五月)
「認知症と呼ばれる老い人との関係を考え直す」『現代思想』四三(六)(二〇一五年三月)

3

出会いから考える

「鷲田さん、とのこと」『現代思想 5月臨時増刊号 総特集鷲田清一』五一(五)(二〇二三年四月)
「中井久夫は渋い」『文藝別冊 中井久夫』(河出書房新社、二〇一七年五月)
「記憶のかけら——陸軍看護婦になった母〈前編〉」『看護学雑誌』六九(八)(二〇〇五年八月)、「記憶のかけら——陸軍看護婦になった母〈後編〉」『看護学雑誌』六九(九)(二〇〇五年九月)
「動くためにとまる」、ウェブサイト『とつとつマガジン』(二〇二一年三月〜六月)

エピローグ

「後知恵」『「現場力」ノオト』二〇一〇年秋号(二〇一一年三月)

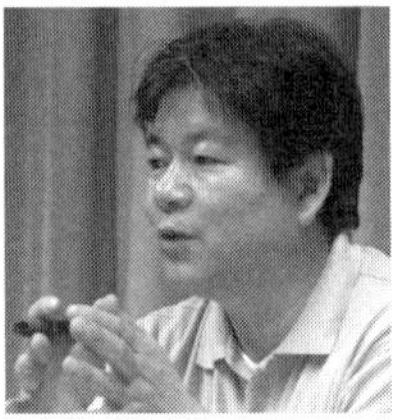

西川勝　にしかわ・まさる

一九五七年、大阪生まれ。専門は、看護と臨床哲学。元大阪大学コミュニケーションデザイン・センター特任教授。現在はＮＰＯココペリ１２１理事。高校卒業後、精神科・透析治療・老人介護の現場で看護師や介護士として働く。一方で関西大学の二部で哲学を学び、後に大阪大学大学院文学研究科博士前期課程修了。現在は「認知症コミュニケーション」の研究を行いつつ、哲学カフェやダンスワークショップなどの活動にも取り組む。著書に『となりの認知症』（ぷねうま舎）、『「一人」のうらに』（サウダージ・ブックス）、『増補　ためらいの看護』（ハザ）など。共著に『ケアってなんだろう』（小澤勲編、医学書院）など。

臨床哲学への歩み

2024年4月30日 初版第一刷発行

著　者　西川勝
発行者　長見有人
発　行　ハザ（Haza）
〒606−8233
京都府京都市左京区田中北春菜町34−4
茶山kpハザ（NPOココペリ121）
Tel & Fax 075−777−4069
https://www.haza121.com

編集　アサノタカオ
装丁・組版　納谷衣美
印刷・製本　萩原印刷株式会社

©Nishikawa Masaru Printed in Japan
ISBN978-4-910751-04-7 C0010

シリーズ〈ホモ・クーランスの本〉
刊行のことば

「ホモ・クーランス homo curans」は「治癒する人」という意味。人間の本質を「治癒 cure」や「ケア care」の観点から名づけた表現です。シリーズ〈ホモ・クーランスの本〉は、ケアの現場にいる人々や、そのかたわらにいる人々の声を届けます。当事者、支援者、関係者、研究者……。それぞれの現場から聞こえる問いを分かち合い、人と人がともに生きるための知恵を、読者の皆様と探したいと願っています。